LE CIOTOLE ARCOBALENO DELLA GIOIA

Nutri il tuo corpo con 100 ciotole colorate e ricche di sostanze nutritive

Maria Ferrara

Materiale protetto da copyright ©2024

Tutti i diritti riservati

Nessuna parte di questo libro può essere utilizzata o trasmessa in alcuna forma o con alcun mezzo senza il consenso scritto dell'editore e del proprietario del copyright, ad eccezione delle brevi citazioni utilizzate in una recensione. Questo libro non deve essere considerato un sostituto della consulenza medica, legale o di altro tipo.

SOMMARIO _

SOMMARIO _ 3
INTRODUZIONE 7
CIOTOLE DI FRUTTA ARCOBALENO 9
1. CIOTOLA DI ANGURIA AL COCCO 10
2. CIOTOLA DI AÇAÍ CON POTENZIAMENTO VITAMINICO 12
3. CIOTOLA PER FRULLATO TROPICALE ALLE BACCHE DI GOJI ... 14
4. CIOTOLA PER FRULLATO DI CILIEGIE DI AÇAÍ 16
5. CIOTOLA DI AÇAÍ CON MUSCHIO MARINO 18
6. CIOTOLA AÇAÍ MANGO MACADAMIA 20
7. CIOTOLA DI AÇAÍ BRASILIANA FLOWER POWER 22
8. CIOTOLE PER LA COLAZIONE CON QUINOA AL COCCO 24
9. CIOTOLA DI ACAI AL COCCO 26
10. AÇAÍ CIOTOLA DI FRUTTI DI BOSCO CON INFUSO DI CITRONELLA ... 28
11. CIOTOLA DI KIWI AL COCCO 30
12. CIOTOLA DI CILIEGIE DI COCCO 32
13. CIOTOLA DI AÇAÍ CON MICROGREENS DI CAVOLO 34
14. AÇAÍ BOWL CON NOCI DEL BRASILE P 36
15. AÇAÍ CIOTOLA DI BACCHE CON MELOGRANO 38
16. CIOTOLA DI MATCHA VERDE 40
17. CIOTOLA DI AÇAÍ CON BANANA E COCCO 42
18. CIOTOLA DI FRUTTA CON RICOTTA 44
19. CIOTOLA PER FRULLATO ALLE BACCHE DI COCCO 46
20. CIOTOLE DI ZUCCA GOJI 48
21. CIOTOLA DI YOGURT SUPERFOOD GOJI 50
22. CIOTOLA PER FRULLATO DI BACCHE DI GOJI 52
23. CIOTOLA DI BACCHE DI COCCO 54
24. CIOTOLA DI BACCHE DI BUDDHA 56
25. CIOTOLA DI YOGURT ALLE BACCHE DI GOJI 58

26. CIOTOLA DI PESCHE AL COCCO...60
27. CIOTOLA DI CIOCCOLATO DEL BUDDHA...62
28. CIOTOLA PER BUDINO DI BACCHE DI GOJI E CHIA..64
29. CIOTOLA DI BANANE PITAYA..66
30. CIOTOLA DI ANANAS AL COCCO..68
31. CIOTOLA DI YOGURT AL FRUTTO DEL DRAGO E MUESLI.....................................70
32. INSALATA DI FRUTTI DEL DRAGO E KIWI..72
33. CIOTOLA DI BACCHE DI PITAYA..74
34. CIOTOLA VERDE PITAYA...76
35. CIOTOLA DI AVOCADO VERDE..78
36. CIOTOLA DI PAPAYA AL COCCO..80
37. CIOTOLA TROPICALE DEL BUDDHA..82
38. CIOTOLA DI BURRO DI ARACHIDI BUDDHA..84
39. CIOTOLA DI MANGO AL COCCO...86
40. CIOTOLE PER COLAZIONE AL FARRO CON TORTA DI MELE.................................88
41. CIOTOLE TABBOULEH AL MELOGRANO E FREEKEH..90
42. CIOTOLE DI PAPAIA CON VITAMINA C..92
43. CIOTOLA DI FARINA D'AVENA ALLE BACCHE DI GOJI..94
44. CIOTOLA DI AÇAÍ VERDE CON FRUTTA E BACCHE..96
45. CIOTOLA VERDE DEL BUDDHA..98
46. PORTAFRUTTA GREEN POWER..100
47. CIOTOLA DI BANANE AL BURRO DI ARACHIDI..102
48. CIOTOLA PROTEICA AL CIOCCOLATO...104
49. CIOTOLA DI BACCHE DI TOFU..106
50. CIOTOLA DI FRUTTA DELLA DEA VERDE...108
INSALATA DI FRUTTA ARCOBALENO..110
51. MACEDONIA DI FRUTTA ESOTICA..111
52. MACEDONIA DI FRUTTA FESTOSA...113
53. MACEDONIA DI FRUTTA IN INVERNO...115
54. INSALATA CREMOSA DI FRUTTA TROPICALE..117
55. MACEDONIA DI FRUTTA IN STILE FILIPPINO..119

56. HAUPIA CON MACEDONIA DI FRUTTA ESOTICA..................121
57. MACEDONIA DI FRUTTA AMBROSIA..................124
58. INSALATA DI FRUTTA CON SALSA ALLA MENTA..................126
59. INSALATA DI FRUTTA DELLO SRI LANKA..................128
60. INSALATA DI FRUTTA MIMOSA..................130
61. INSALATA DI FRUTTA MOJITO..................132
62. INSALATA DI FRUTTA MARGHERITA..................134
63. INSALATA DI RISO CON FRUTTA E NOCI..................136
64. INSALATA DI FRUTTA CON NOCI..................138
65. INSALATA SEMIFREDDO ALLA FRUTTA..................140
CIOTOLE DI INSALATA VEGGIE ARCOBALENO..................142
66. INSALATA ARCOBALENO..................143
67. INSALATA DI NASTURZI E UVA..................146
68. INSALATA DI VIOLA DEL PENSIERO..................148
69. INSALATA VERDE CON FIORI COMMESTIBILI..................150
70. INSALATA ESTIVA CON TOFU E FIORI COMMESTIBILI..................152
CIOTOLE POKE ARCOBALENO..................155
71. POKE BOWL CON FRUTTI DI DRAGO E SALMONE..................156
72. AHI POKE HAWAIANO..................158
73. POKE BOWL DI TONNO E MANGO..................160
74. POKE BOWL DI TONNO PICCANTE..................163
75. POKE BOWL DI SALMONE SHOYU E MAIONESE PICCANTE..................166
76. CIOTOLE PER POKE DI GRANCHIO CALIFORNIANI..................169
77. CIOTOLE PICCANTI DI GRANCHIO..................171
78. CIOTOLE CREMOSE DI GAMBERETTI SRIRACHA..................174
79. POKE BOWL DI PESCE E WASABI..................177
80. POKE BOWL DI TONNO KETO AHI PICCANTE..................180
81. SALMONE E KIMCHI CON MAYO POKE..................183
82. POKE DI SALMONE AL KIMCHI..................185
83. POKE BOWL DI TONNO SCOTTATO..................187
CIOTOLE DI SUSHI ARCOBALENO..................190

84. TAZZE DI SUSHI ARANCIONI..191

85. CIOTOLA DI SUSHI SALTATA IN PADELLA...194

86. CIOTOLA PER SUSHI CON UOVA, FORMAGGIO E FAGIOLINI......................196

87. CIOTOLA DI SUSHI ALLA PESCA..198

88. CIOTOLA DI SUSHI RATATOUILLE...200

89. CIOTOLA DI SUSHI DI TOFU FRITTO CROCCANTE..202

90. CIOTOLA DI SUSHI DI AVOCADO...205

CIOTOLE BUDDHA ARCOBALENO..207

91. CIOTOLE STRAPAZZATE DI TOFU CON CAVOLETTI DI BRUXELLES........208

92. CIOTOLE NIZZARDE DI LENTICCHIE E SALMONE AFFUMICATO..............211

93. CIOTOLE DI SALMONE AFFUMICATO E NOODLE SOBA..............................214

94. CIOTOLE MAROCCHINE DI SALMONE E MIGLIO...217

95. CIOTOLE DI CURRY TAILANDESI AL COCCO...220

96. CIOTOLE DI SUSHI VEGETARIANE..223

97. POWER BOWLS PER FALAFEL DI CAVOLFIORE..226

98. CIOTOLE DI FAGIOLI NERI E CHORIZO..229

99. CIOTOLE PER LA COLAZIONE CONGEE A COTTURA LENTA.....................232

100. CIOTOLE PER LA COLAZIONE CON GRANO SARACENO E FAGIOLI NERI..............235

CONCLUSIONE..237

INTRODUZIONE

Benvenuto a LE CIOTOLE ARCOBALENO DELLA GIOIA, un'avventura culinaria che trascende l'ordinario e ti invita in un mondo in cui ogni colore nel tuo piatto è una promessa sia di nutrimento che di puro piacere. In una società spesso caratterizzata da una vita frenetica e pasti frettolosi, queste ciotole arcobaleno rappresentano un faro di gioia, una celebrazione del potere nutriente che si trova nello spettro vibrante della generosità della natura.

Immagina di entrare in una cucina dove le tonalità vibranti dei prodotti freschi creano una tavolozza abbagliante e ogni ingrediente è una pennellata sulla tela di un pasto sano. "Le Ciotole Arcobaleno della Gioia" non sono solo una raccolta di ricette; sono un inno alla gioia che deriva dall'abbracciare una vasta gamma di ingredienti , ognuno dei quali contribuisce al tuo benessere in un modo unico.

In questo ricettario intraprendiamo un viaggio tra sapori e colori, esplorando la ricchezza nutrizionale che ogni ingrediente porta in tavola. Ogni ciotola è un capolavoro culinario, una sinfonia di consistenze e sapori che non solo saziano il tuo appetito ma nutrono anche il tuo corpo dall'interno.

Che tu sia una persona esperta nel mondo dell'alimentazione sana o un principiante desideroso di esplorare le possibilità di un'alimentazione gioiosa, questo libro di cucina è la tua guida. Insieme, tuffiamoci in un mondo dove ogni ciotola è una festa, ogni ingrediente è una fonte di vitalità e ogni boccone è un momento di pura gioia.

Quindi, con il cuore aperto e un appetito sia per il colore che per la nutrizione, lascia che le pagine di LE CIOTOLE ARCOBALENO DELLA GIOIA siano la tua ispirazione. Possa la tua cucina essere piena della vivacità e della bontà che deriva dall'abbracciare un arcobaleno di sapori. Brindiamo alla vita gioiosa, una ciotola colorata alla volta!

CIOTOLE DI FRUTTA ARCOBALENO

1. Ciotola di anguria al cocco

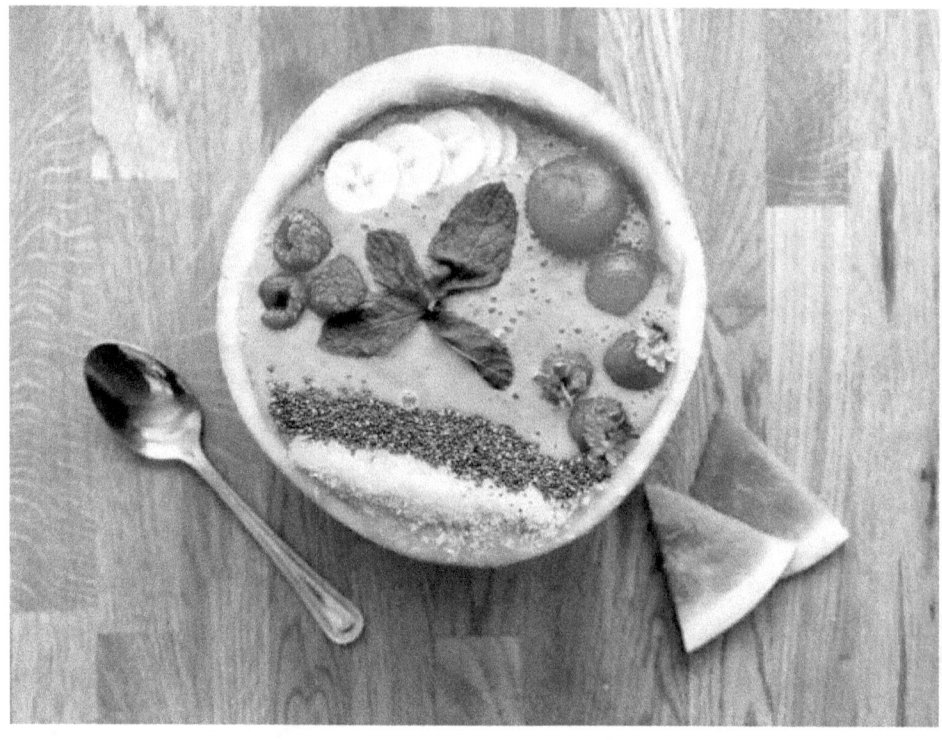

INGREDIENTI:
- 1 tazza di pezzi di anguria congelata
- 1/2 tazza di latte di cocco
- 1/2 banana congelata
- 1 cucchiaio di foglie di menta
- Condimenti: banana a fette, pezzi di anguria fresca, cocco grattugiato e muesli.

ISTRUZIONI

a) Frulla i pezzi di anguria congelata, il latte di cocco, la banana congelata e le foglie di menta in un frullatore fino a ottenere un composto omogeneo. Versare il composto in una ciotola e aggiungere i condimenti.

2. Ciotola di Açaí con potenziamento vitaminico

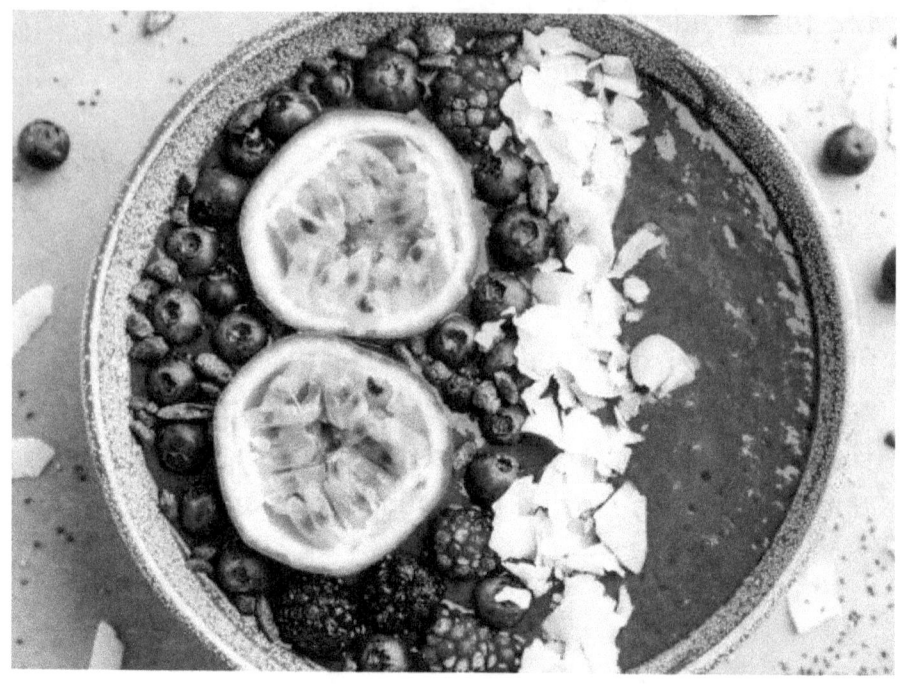

INGREDIENTI:
- ½ purea di acai
- 1 tazza di mirtilli
- ½ Avocado Maturo
- 1 tazza di acqua di cocco o latte vegetale
- ½ tazza di yogurt vegetale
- 1 cucchiaio di burro di noci
- 1 cucchiaio di olio di cocco

ISTRUZIONI
a) Mettete il tutto in un frullatore e buon appetito.
b) Se vuoi farne una ciotola: aggiungi altra purea di açaí e una banana congelata.
c) Frulla fino a ottenere una consistenza densa, versa in una ciotola e guarnisci con la tua frutta fresca preferita.

3. Ciotola per frullato tropicale alle bacche di Goji

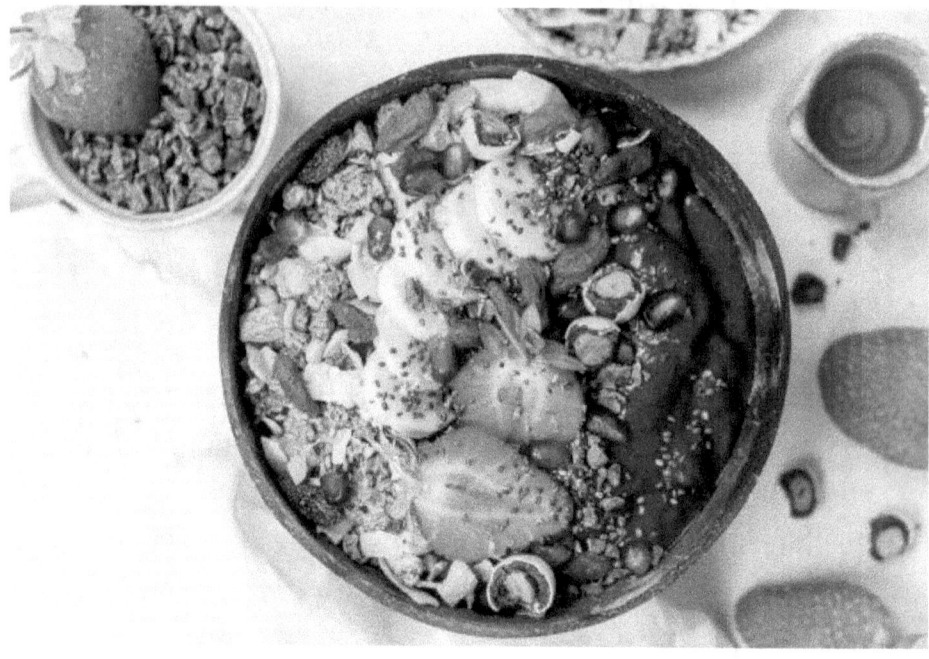

INGREDIENTI:
- 1 tazza di frutta tropicale mista congelata
- 1/2 banana congelata
- 1/2 tazza di latte di cocco
- 1/4 tazza di bacche di goji
- Condimenti: banana a fette, frutti di bosco freschi, cocco grattugiato e muesli.

ISTRUZIONI
a) Frullare la frutta tropicale mista congelata, la banana congelata, il latte di cocco e le bacche di goji in un frullatore fino ad ottenere un composto omogeneo.
b) Versare il composto in una ciotola e aggiungere i condimenti.

4. Ciotola per frullato di ciliegie di Açaí

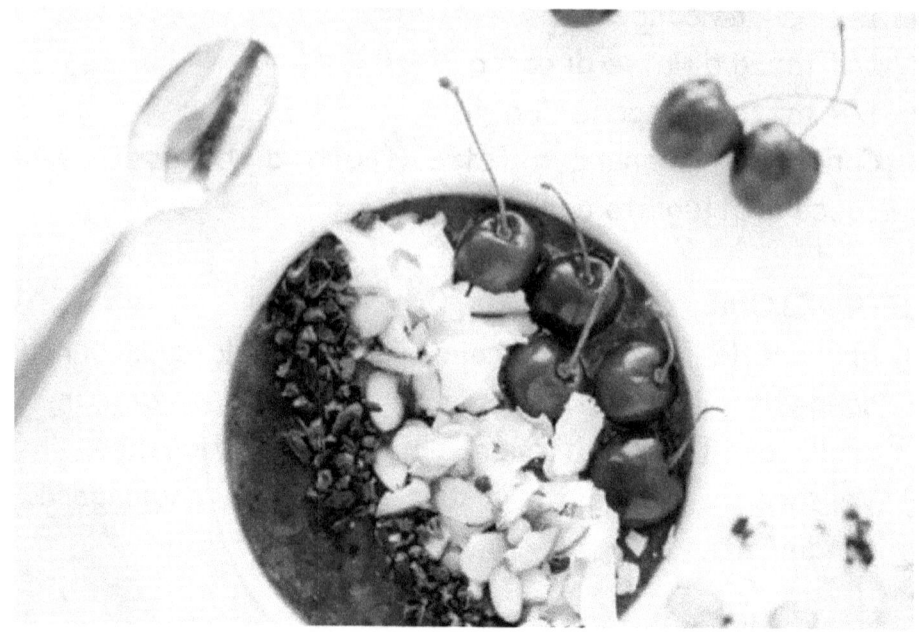

INGREDIENTI:
- 4 cucchiai di yogurt al cocco
- ½ tazza di Açaí congelato dosabile
- 2 banane, fresche o congelate
- ½ tazza di ciliegie congelate
- Pezzo di zenzero fresco da 1 cm

Condimenti:
- Burro di anacardi
- Yogurt al cocco
- Fichi, affettati
- Pezzi di cioccolato fondente
- Mirtilli
- Ciliegie

ISTRUZIONI
a) Aggiungi lo yogurt al cocco prima di aggiungere il resto degli ingredienti nel contenitore del frullatore e chiudi il coperchio.
b) Frullare a potenza elevata per 55 secondi fino a ottenere una crema.
c) Versalo nella tua ciotola di cocco preferita, aggiungi i condimenti e divertiti!

5. Ciotola di Açaí con muschio marino

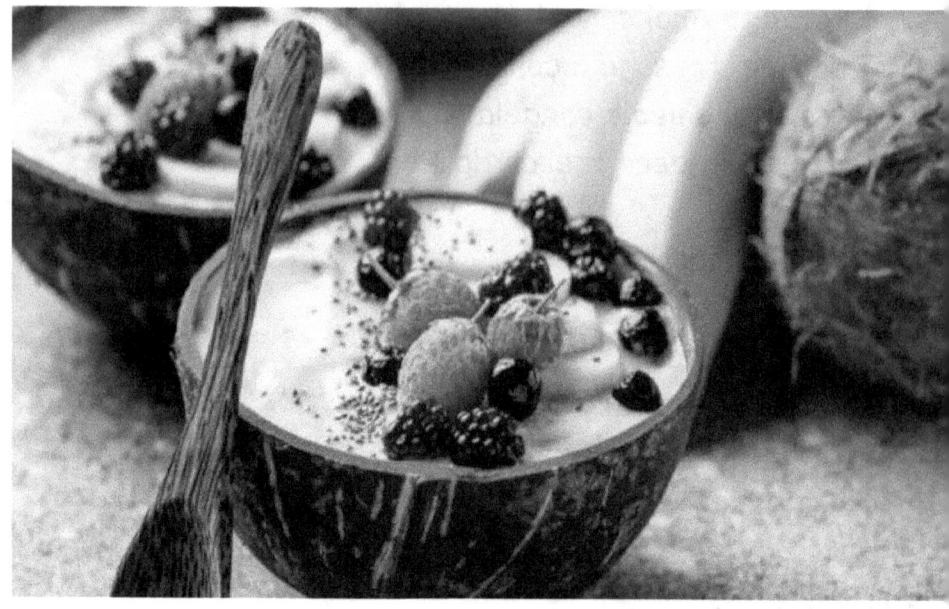

INGREDIENTI:
- Muschio marino
- Purea di bacche di Açaí
- ½ tazza di muesli
- 2 cucchiai di maca in polvere
- 2 cucchiai di cacao in polvere
- 1 cucchiaio di burro di mandorle
- Frutta a tua scelta
- Cannella

ISTRUZIONI
a) Mescola gli ingredienti e aggiungi un po' di frutta fresca in cima.
b) Godere.

6. Ciotola Açaí Mango Macadamia

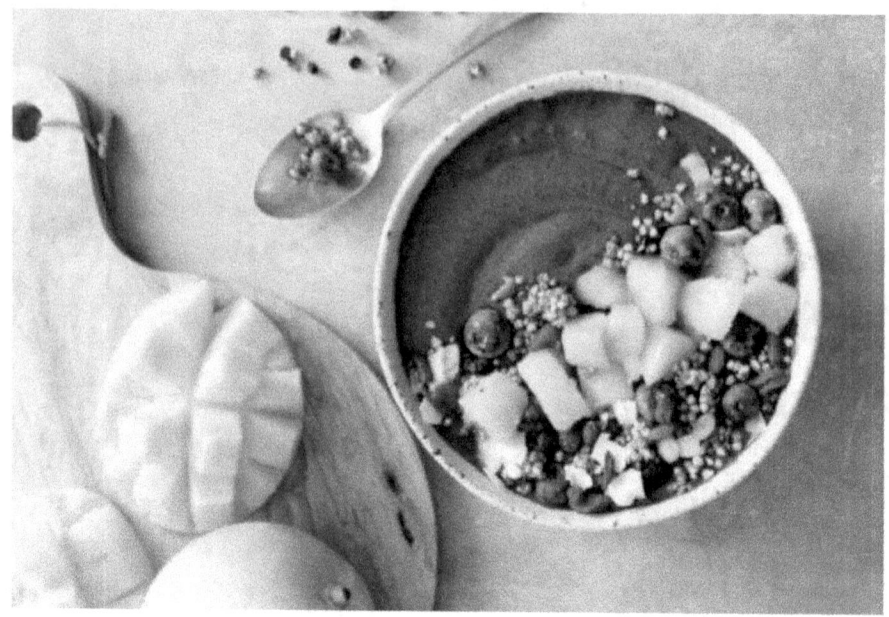

INGREDIENTI:

- $\frac{1}{2}$ purea di acai
- 1 banana congelata
- $\frac{1}{2}$ tazza di mango congelato
- $\frac{1}{4}$ di tazza di latte di noci di macadamia
- Manciata di anacardi
- 2 rametti di menta
- Topping: Mango a fette, Banane a fette, Fette di cocco tostato

ISTRUZIONI

a) Frulla tutti gli ingredienti , aggiungi e goditi la tua ciotola di mango macadamia Açaí!

7. Ciotola di Açaí brasiliana Flower Power

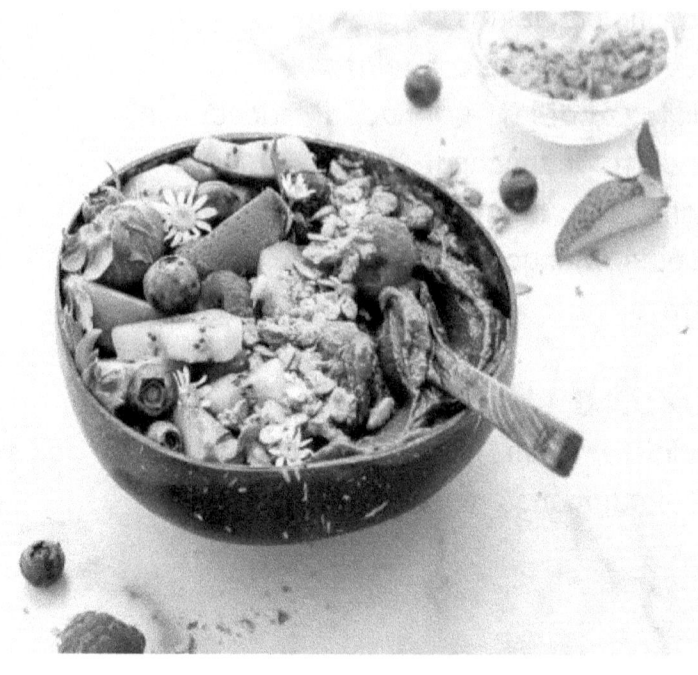

INGREDIENTI:
PER L'AÇAÍ
- 200 g di açaí congelato
- ½ banana, congelata
- 100 ml di acqua di cocco o latte di mandorle

CONDIMENTI
- muesli
- Fiori commestibili
- ½ banana, tritata
- ½ cucchiaio di miele grezzo
- Semi di melograno
- Cocco grattugiato
- Pistacchi

ISTRUZIONI
a) Aggiungi semplicemente l'açaí e la banana in un robot da cucina o in un frullatore e frulla fino a ottenere un composto omogeneo.
b) A seconda della potenza della tua macchina, potresti dover aggiungere un po' di liquido per renderla cremosa. Inizia con 100 ml e aggiungine altro secondo necessità.
c) Versatela in una ciotola, aggiungete i condimenti e buon appetito!

8. Ciotole per la colazione con quinoa al cocco

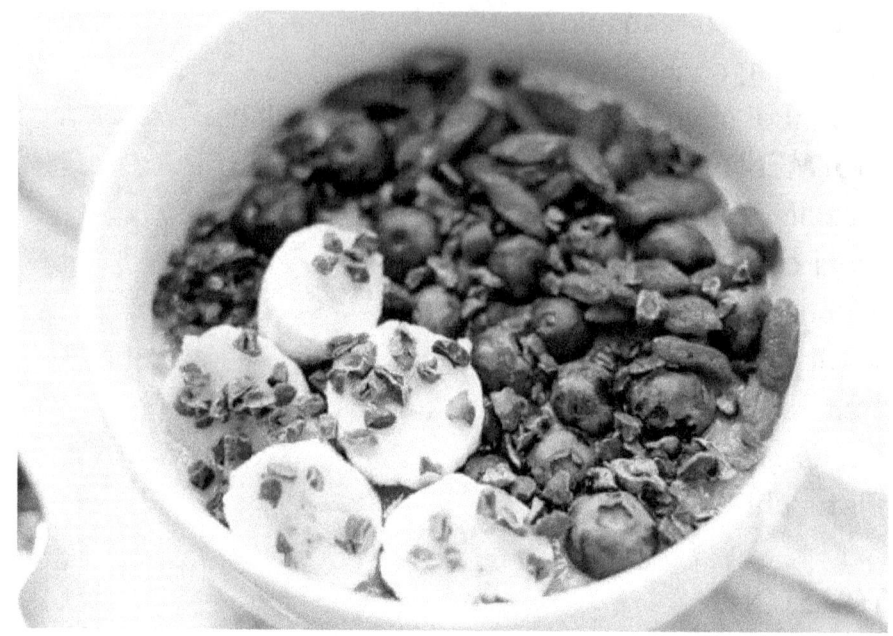

INGREDIENTI:

- 1 cucchiaio di olio di cocco
- 1 tazza e ½ di quinoa rossa o nera, sciacquata
- Lattina da 14 once di latte di cocco leggero non zuccherato
- 4 tazze d'acqua
- Sale marino fino
- cucchiai di miele, agave o sciroppo d'acero
- 2 cucchiaini di estratto di vaniglia
- Yogurt al cocco
- Mirtilli
- bacche di Goji
- Semi di zucca tostati
- Scaglie di cocco tostato non zuccherato

ISTRUZIONI

a) Scaldare l'olio in una casseruola a fuoco medio. Aggiungete la quinoa e fatela tostare per circa 2 minuti, mescolando spesso. Aggiungete lentamente il barattolo di latte di cocco, l'acqua e un pizzico di sale. All'inizio la quinoa inizierà a bollire e schizzare, ma si depositerà rapidamente.

b) Portare a ebollizione, quindi coprire, ridurre la fiamma al minimo e cuocere a fuoco lento fino a raggiungere una consistenza tenera e cremosa, circa 20 minuti. Togliere dal fuoco e aggiungere il miele, l'agave, lo sciroppo d'acero e la vaniglia.

c) Per servire, dividere la quinoa nelle ciotole. Completare con latte di cocco extra, yogurt al cocco, mirtilli, bacche di goji, semi di zucca e scaglie di cocco.

9. Ciotola di Acai al cocco

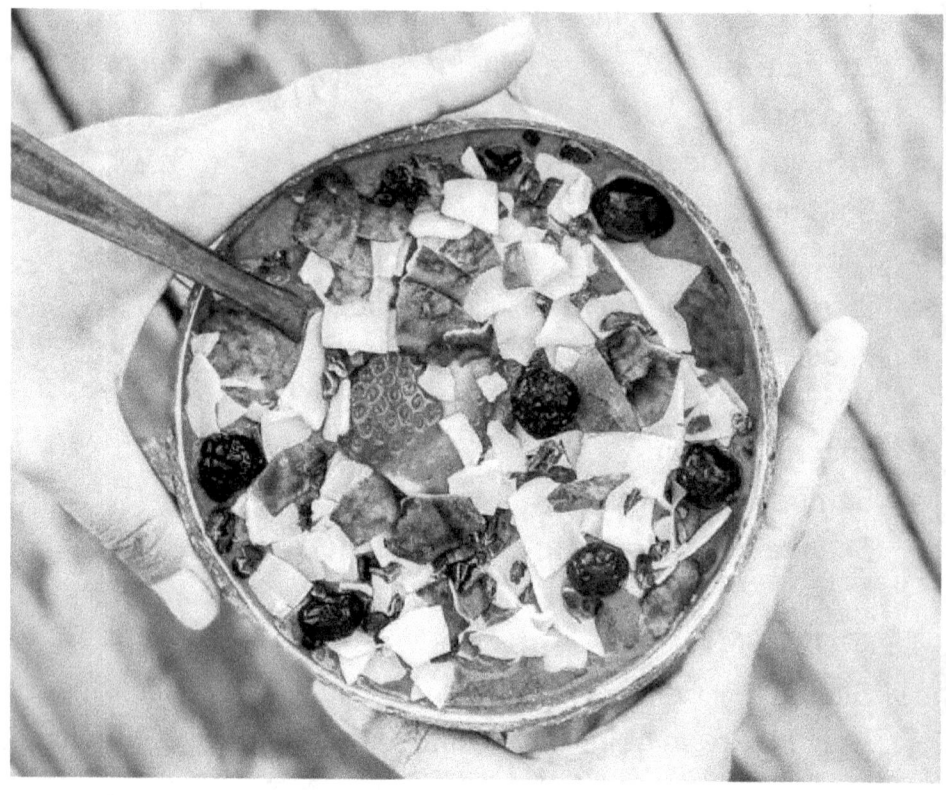

INGREDIENTI:
- 1 confezione di purea di acai congelata
- 1/2 banana congelata
- 1/2 tazza di latte di cocco
- 1/4 tazza di mirtilli congelati
- 1 cucchiaio di miele
- Condimenti: banana a fette, cocco grattugiato, muesli e frutti di bosco freschi.

ISTRUZIONI
a) Frullare la purea di acai, la banana congelata, il latte di cocco, i mirtilli e il miele in un frullatore fino ad ottenere un composto omogeneo.
b) Versare il composto in una ciotola e aggiungere i condimenti.

10. <u>Açaí Ciotola di frutti di bosco con infuso di citronella</u>

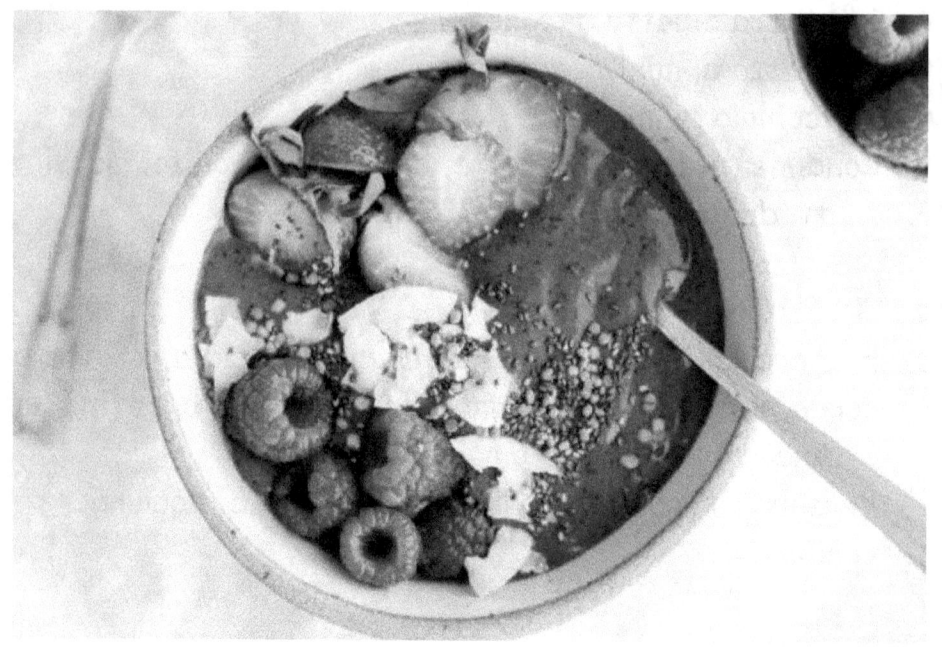

INGREDIENTI:
- 2 cucchiai di lamponi freschi
- 2 cucchiai di more fresche
- 2 cucchiai di mirtilli freschi
- 2 cucchiai di ribes nero fresco
- 2 cucchiaini di polvere di bacche di Açaí
- 800 ml di infuso di citronella, freddo
- un po' di acqua minerale
- un pizzico di sciroppo d'acero o un pizzico di stevia in polvere

ISTRUZIONI
a) Metti le bacche fresche e la polvere di bacche di Açaí in un frullatore o in un robot da cucina, aggiungi l'infuso di citronella e frulla fino a ottenere una consistenza liscia e setosa.
b) Se necessario aggiungete un po' di acqua minerale per ottenere la consistenza che preferite.

11.<u>Ciotola di kiwi al cocco</u>

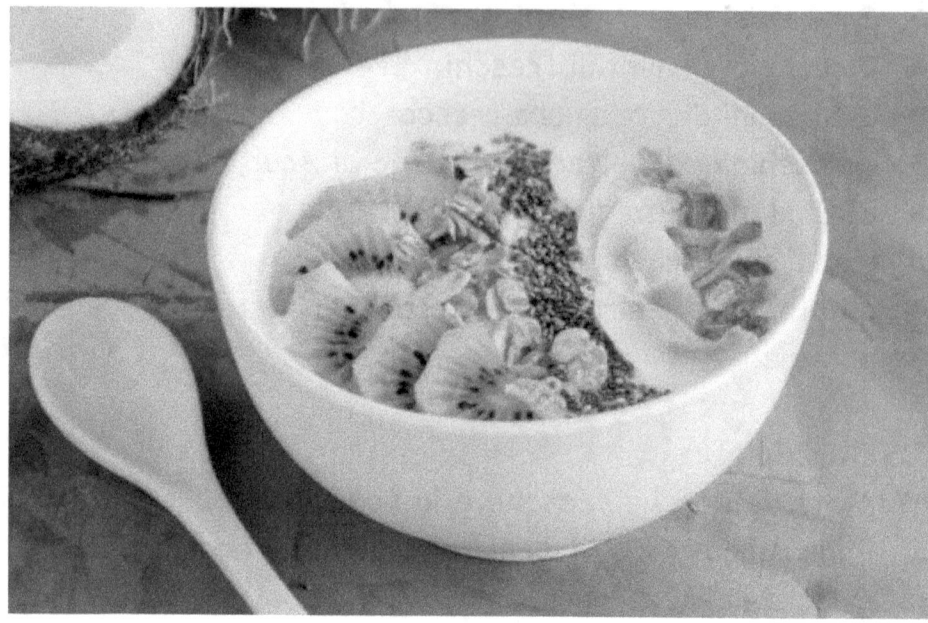

INGREDIENTI:

- 1/2 tazza di kiwi congelato
- 1/2 tazza di latte di cocco
- 1/2 banana congelata
- 1 cucchiaio di semi di lino
- Condimenti: banana a fette, fette di kiwi fresco, cocco grattugiato e muesli.

ISTRUZIONI

a) Frulla il kiwi congelato, il latte di cocco, la banana congelata e i semi di lino in un frullatore fino a ottenere un composto omogeneo.
b) Versare il composto in una ciotola e aggiungere i condimenti.

12. Ciotola di ciliegie di cocco

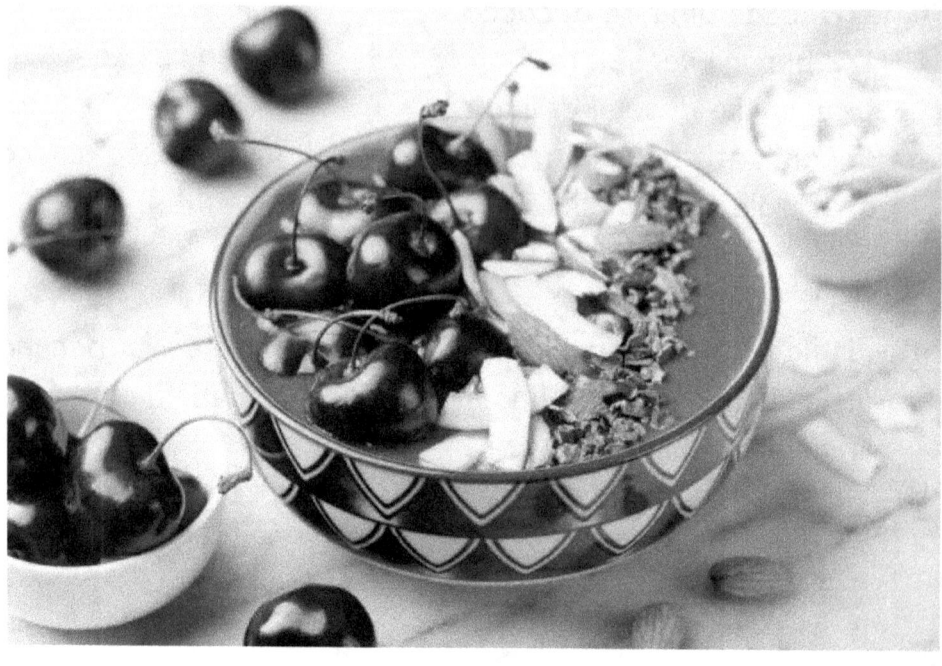

INGREDIENTI:

- 1/2 tazza di ciliegie congelate
- 1/2 tazza di latte di cocco
- 1/2 banana congelata
- 1 cucchiaio di granella di cacao
- Condimenti: banana a fette, ciliegie fresche, cocco grattugiato e muesli.

ISTRUZIONI

a) Frulla le ciliegie congelate, il latte di cocco, la banana congelata e le fave di cacao in un frullatore fino a ottenere un composto omogeneo.
b) Versare il composto in una ciotola e aggiungere i condimenti.

13. Ciotola di Açaí con Microgreens di Cavolo

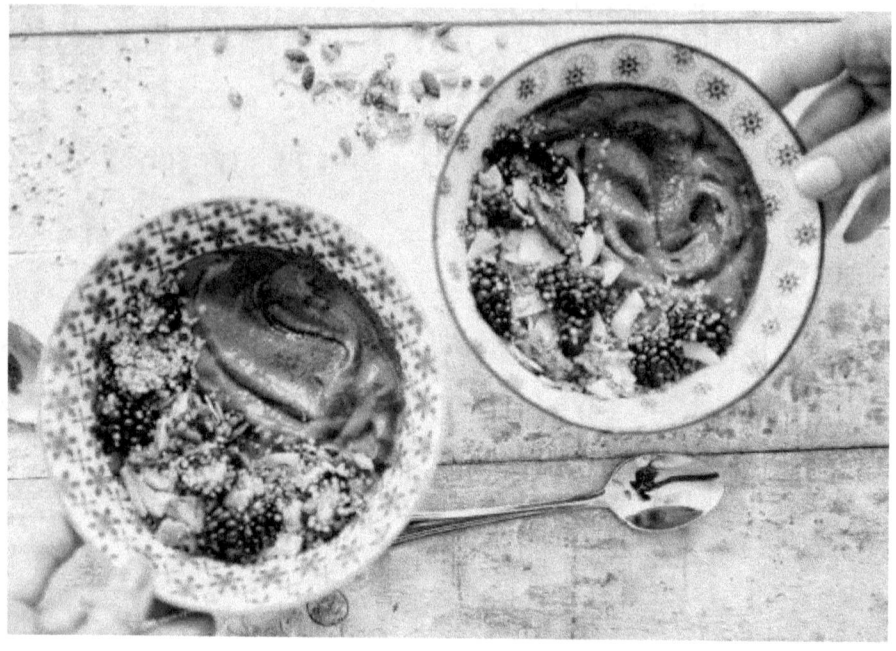

INGREDIENTI:
- ½ tazza di microgreens di cavolo cappuccio
- 1 banana congelata
- 1 tazza di frutti rossi congelati
- 4 cucchiai di polvere di Açaí
- ¾ tazza di latte di mandorle o di cocco
- ½ tazza di yogurt greco bianco
- ¼ cucchiaino di estratto di mandorla

CONTORNO:
- Scaglie di cocco tostato
- Frutta fresca come fette di pesca, mirtilli, lamponi, more, fragole o ciliegie.
- Granola o noci/semi tostati
- Un filo di miele

ISTRUZIONI
a) Frullare il latte e lo yogurt in un frullatore grande e ad alta velocità. Aggiungere la frutta congelata Açaí, i microgreens di cavolo e l'estratto di mandorle. Continuare a frullare a bassa velocità fino ad ottenere un composto omogeneo, aggiungendo altro liquido solo se necessario. Dovrebbe essere SPESSO e cremoso, come il gelato!

b) Dividi il frullato in due ciotole e guarniscilo con tutti i tuoi condimenti preferiti.

14. Açaí Bowl con noci del Brasile p

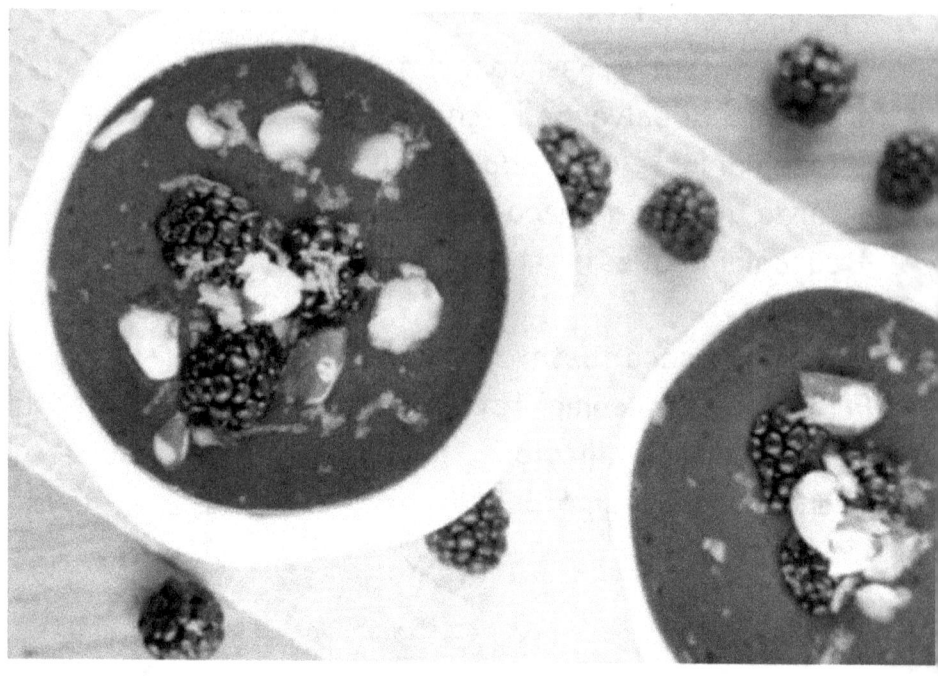

INGREDIENTI:

- ½ tazza di noci del Brasile
- 2 albicocche, ammollate
- 1 tazza e ½ di acqua
- 1 cucchiaio di polvere di Açaí
- ¼ tazza di more, congelate
- 1 pizzico di sale

ISTRUZIONI

a) Mescolare le noci del Brasile in acqua e filtrare con un colino.
b) Frullare con tutti gli altri ingredienti .

15. Açaí Ciotola di bacche con melograno

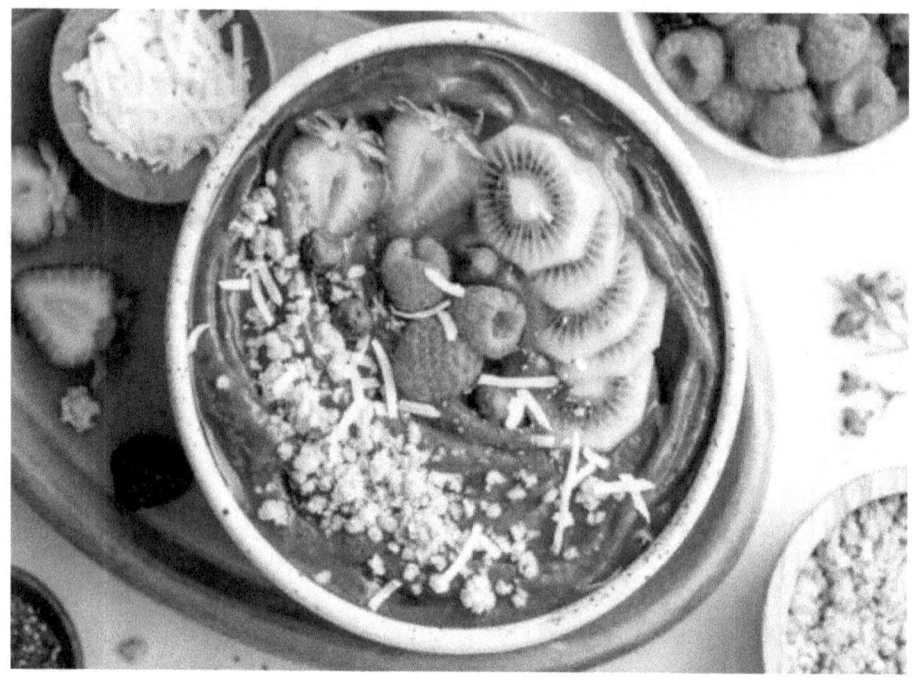

INGREDIENTI:

- 8 once di purea di Açaí congelata, scongelata
- 1 tazza di lamponi congelati
- 1 tazza di mirtilli congelati
- 1 tazza di more congelate
- 1 tazza di fragole congelate
- ½ tazza di semi di melograno
- 1 tazza e ½ di succo di melograno

ISTRUZIONI

a) Unisci l'Açaí, i lamponi, i mirtilli, le more, le fragole e i semi di melograno in una ciotola capiente. Dividere il composto tra 4 sacchetti per congelatore con chiusura lampo. Congelare per un massimo di un mese, fino al momento di servire.

b) Metti il contenuto di una busta in un frullatore, aggiungi una generosa ⅓ tazza di succo di melograno e frulla fino a ottenere un composto omogeneo. Servire immediatamente.

16. Ciotola di matcha verde

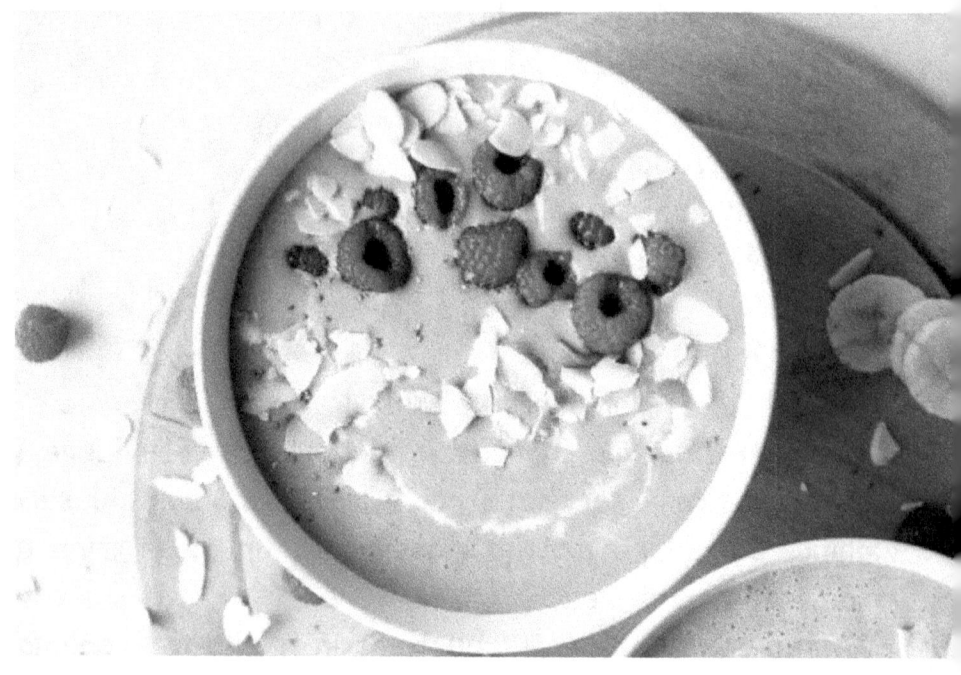

INGREDIENTI:
- 1 banana congelata
- 1/2 tazza di frutti di bosco misti congelati
- 1 cucchiaino di polvere di matcha
- 1/2 tazza di latte di mandorle
- Condimenti: banana a fette, frutti di bosco freschi e muesli.

ISTRUZIONI

a) Frullare la banana congelata, i frutti di bosco congelati, la polvere di matcha e il latte di mandorle in un frullatore fino a ottenere un composto omogeneo.

b) Versare il composto in una ciotola e aggiungere i condimenti.

17. Ciotola di Açaí con banana e cocco

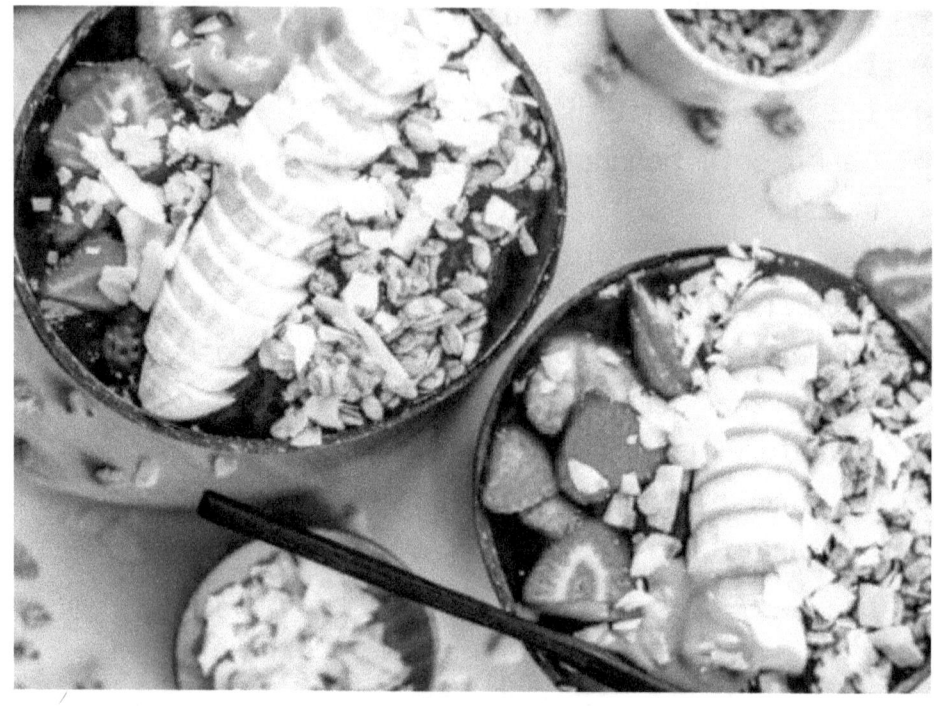

INGREDIENTI:

- ¾ tazza di succo di mela
- ½ tazza di yogurt al cocco
- 1 banana
- 2 tazze di frutti di bosco misti congelati
- 150 g di purea di Açaí congelata

Condimenti:
- Fragole
- Banana
- muesli
- Fiocchi di cocco
- Burro di arachidi

ISTRUZIONI:

a) Nel frullatore, aggiungi il succo di mela e lo yogurt al cocco.

b) Aggiungere il resto degli ingredienti e chiudere il coperchio. Selezionare la variabile 1 e aumentare lentamente fino alla variabile 10. Utilizzare il pressino per spingere gli ingredienti nelle lame e frullare per 55 secondi o fino a ottenere un composto liscio e cremoso.

18. Ciotola di frutta con ricotta

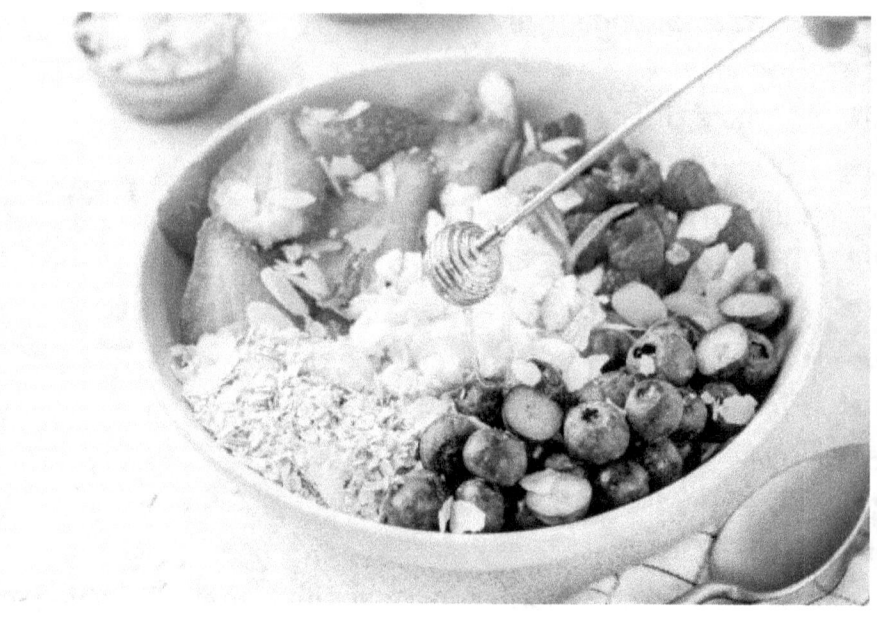

INGREDIENTI:
- 1 tazza di ricotta
- 1/2 tazza di pesche a fette
- 1/2 tazza di fragole a fette
- 1/4 tazza di noci tritate
- 1 cucchiaio di miele

ISTRUZIONI
a) Mescolare la ricotta e il miele in una ciotola.
b) Completare con pesche a fette, fragole a fette e noci tritate.

19.Ciotola per frullato alle bacche di cocco

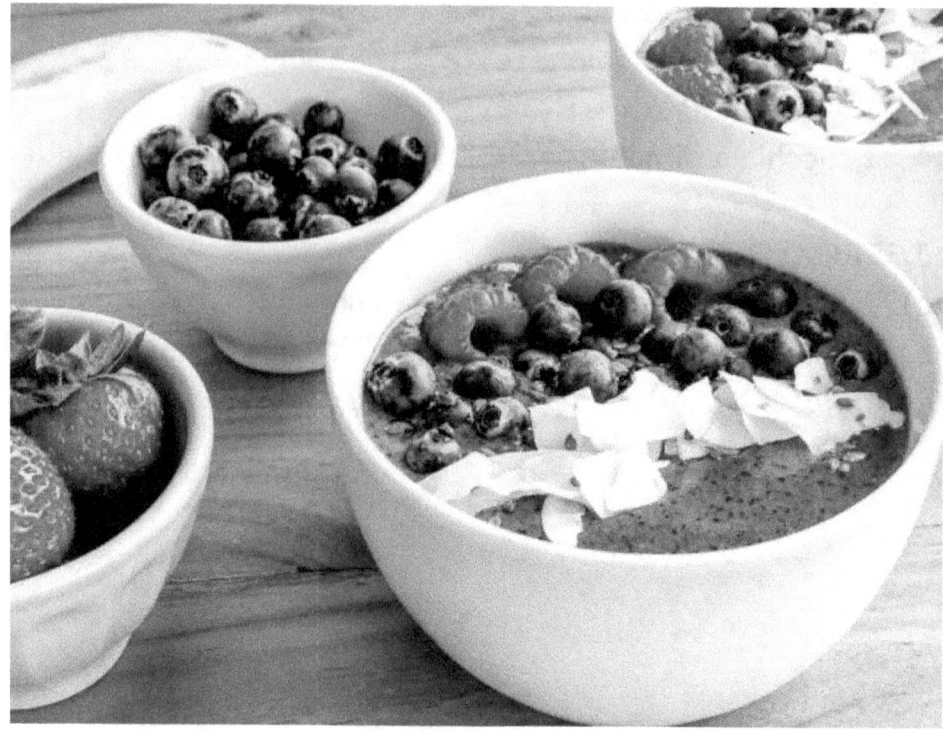

INGREDIENTI:
- 1 tazza di frutti di bosco misti congelati
- 1/2 tazza di latte di cocco
- 1 banana congelata
- 1 cucchiaio di miele
- Condimenti: banana a fette, frutti di bosco freschi, cocco grattugiato e muesli.

ISTRUZIONI
a) Frullare i frutti di bosco congelati, il latte di cocco, la banana congelata e il miele in un frullatore fino a ottenere un composto omogeneo.
b) Versare il composto in una ciotola e aggiungere i condimenti.

20. Ciotole di zucca Goji

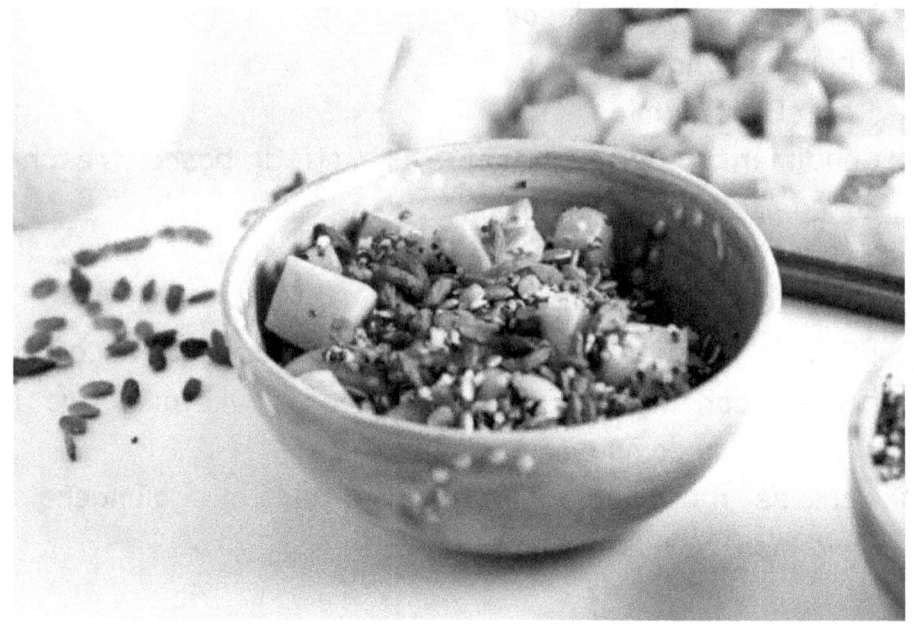

INGREDIENTI:

- 2 zucchine ghiande medie
- 4 cucchiaini di olio di cocco
- 1 cucchiaio di sciroppo d'acero o zucchero di canna
- 1 cucchiaino di garam masala
- Sale marino fino
- 2 tazze di yogurt greco bianco
- muesli
- bacche di Goji
- Arilli di melograno
- Noci pecan tritate
- Semi di zucca tostati
- Burro di noci
- Semi di canapa

ISTRUZIONI

a) Preriscaldare il forno a 375 ° F.
b) Tagliate la zucca a metà dal gambo verso il basso. Raccogli e scarta i semi. Spennellare la polpa di ciascuna metà con olio e sciroppo d'acero, quindi cospargere con garam masala e un pizzico di sale marino. Metti la zucca su una teglia cerchiata con il lato tagliato rivolto verso il basso. Cuocere fino a quando diventa morbido, da 35 a 40 minuti.
c) Girare la zucca e farla raffreddare leggermente.
d) Per servire, riempire ciascuna metà di zucca con yogurt e muesli. Completare con bacche di goji, arilli di melograno, noci pecan e semi di zucca, irrorare con burro di noci e cospargere con semi di canapa.

21. Ciotola di yogurt superfood Goji

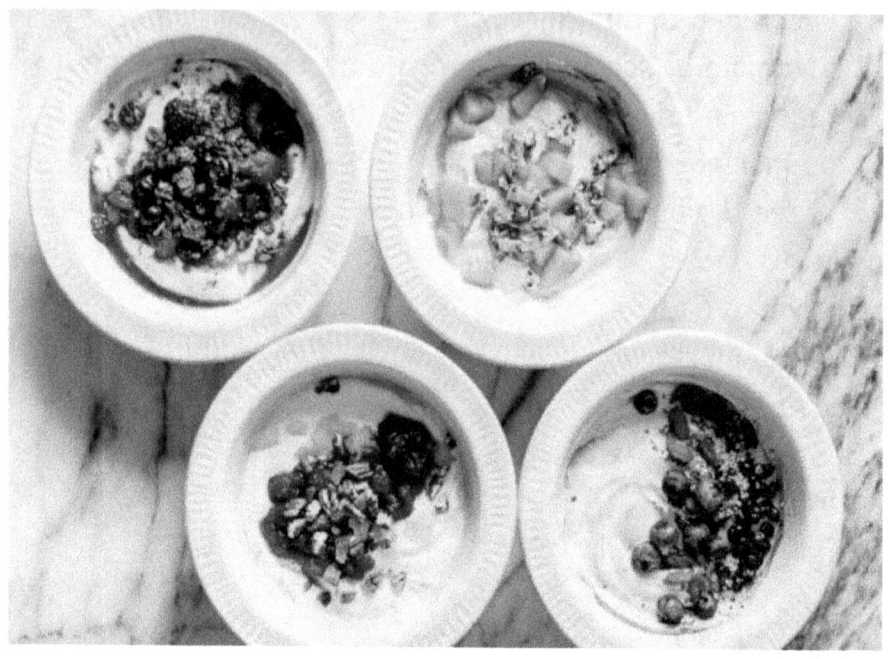

INGREDIENTI:
- 1 tazza di yogurt greco
- 1 cucchiaino di cacao in polvere
- ½ cucchiaino di vaniglia
- Semi di melograno
- Semi di canapa
- Semi di chia
- bacche di Goji
- Mirtilli

ISTRUZIONI
a) Unisci tutti gli ingredienti in una ciotola.

22. Ciotola per frullato di bacche di Goji

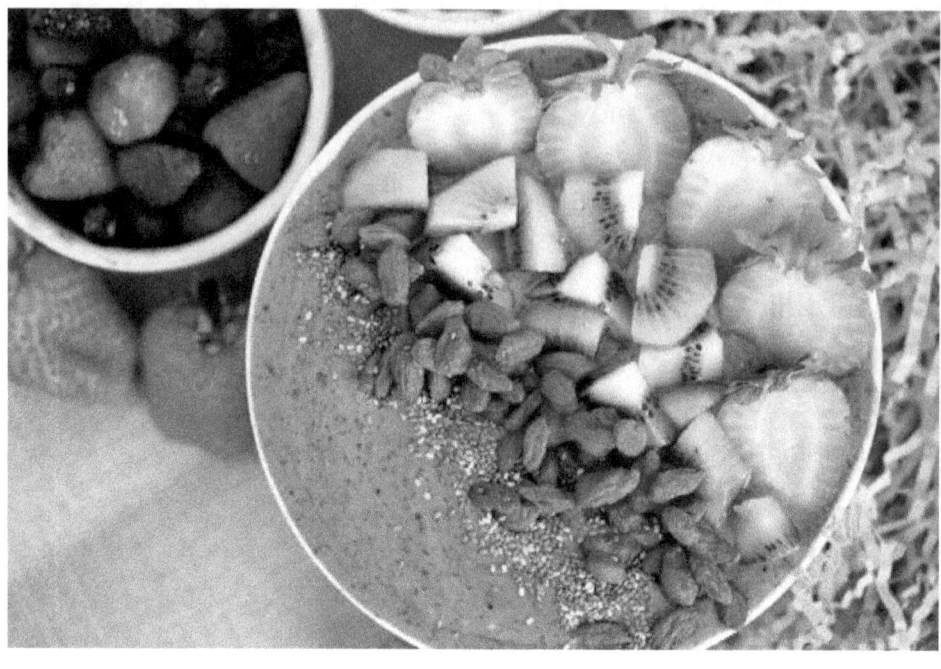

INGREDIENTI:
- 1/2 tazza di frutti di bosco misti congelati
- 1/2 banana congelata
- 1/2 tazza di latte di mandorle
- 1/4 tazza di bacche di goji
- Condimenti: banana a fette, frutti di bosco freschi, cocco grattugiato e muesli.

ISTRUZIONI
a) Frullare i frutti di bosco congelati, la banana congelata, il latte di mandorle e le bacche di goji in un frullatore fino ad ottenere un composto omogeneo.
b) Versare il composto in una ciotola e aggiungere i condimenti.

23. Ciotola di bacche di cocco

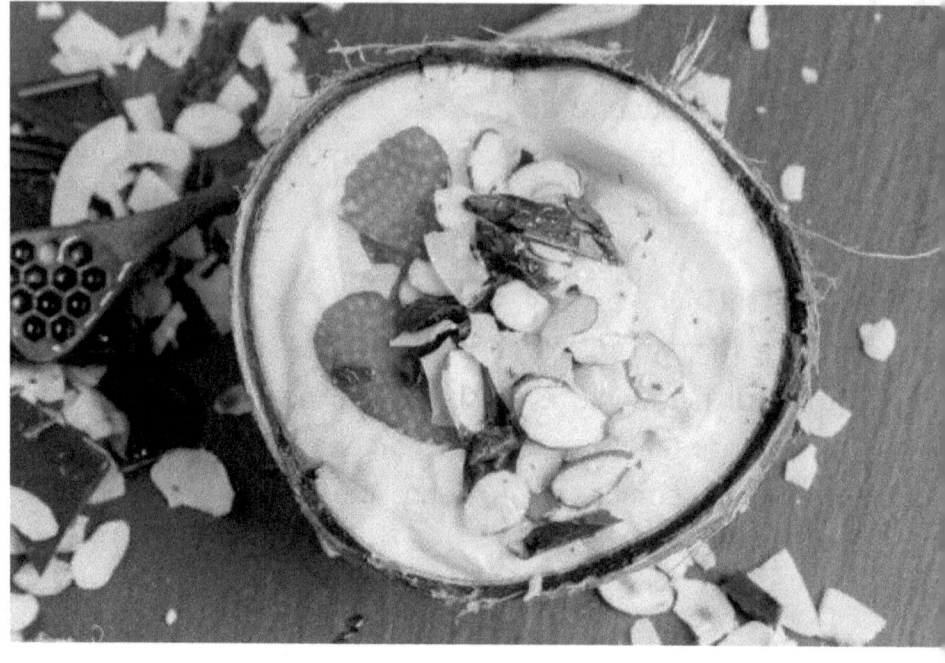

INGREDIENTI:
- 1/2 tazza di frutti di bosco misti congelati
- 1/2 tazza di latte di cocco
- 1/2 banana congelata
- 1 cucchiaio di burro di mandorle
- Condimenti: banana a fette, frutti di bosco freschi, cocco grattugiato e muesli.

ISTRUZIONI

a) Frullare i frutti di bosco congelati, il latte di cocco, la banana congelata e il burro di mandorle in un frullatore fino a ottenere un composto omogeneo.

b) Versare il composto in una ciotola e aggiungere i condimenti.

24. Ciotola di bacche di Buddha

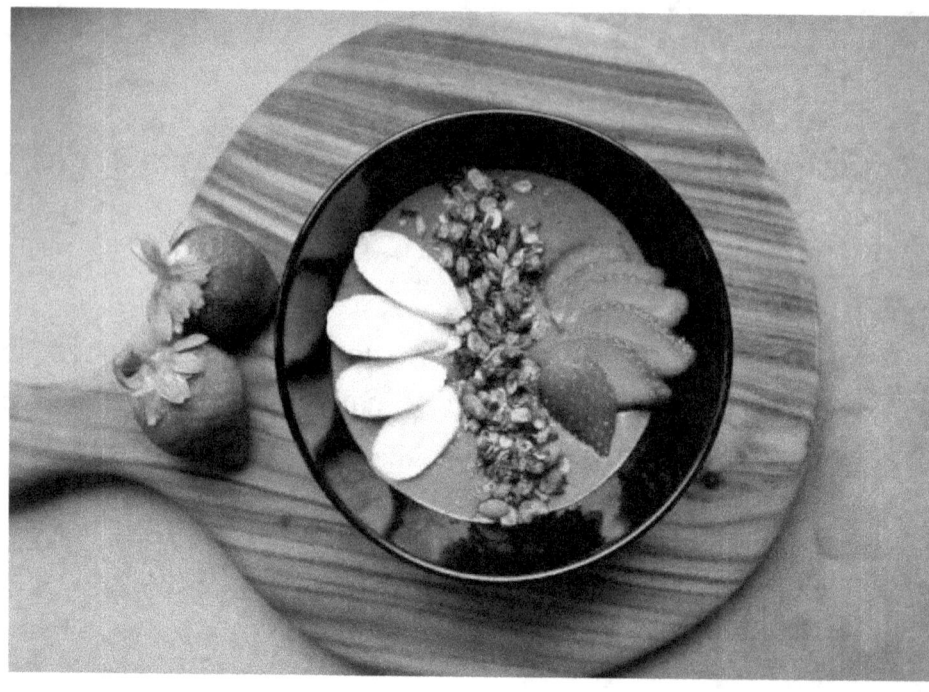

INGREDIENTI:

- 1/2 tazza di frutti di bosco misti congelati
- 1/2 banana congelata
- 1/2 tazza di yogurt greco
- 1/4 tazza di muesli
- Condimenti: banana a fette, frutti di bosco freschi e cocco grattugiato.

ISTRUZIONI

a) Mescolare i frutti di bosco congelati, la banana congelata, lo yogurt greco e il muesli in una ciotola.
b) Completare con banana a fette, frutti di bosco freschi e cocco grattugiato.

25. Ciotola di yogurt alle bacche di Goji

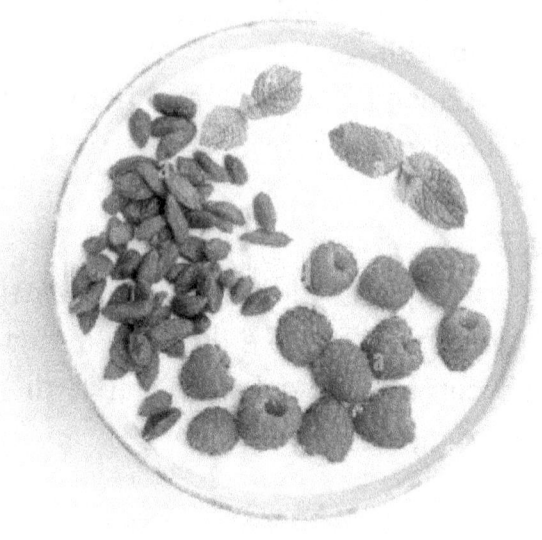

INGREDIENTI:
- 1 tazza di yogurt greco
- 1/4 tazza di bacche di goji
- 1/4 tazza di muesli
- 1 cucchiaio di miele
- Condimenti: banana a fette e frutti di bosco freschi.

ISTRUZIONI

a) Mescolare in una ciotola lo yogurt greco, le bacche di goji, il muesli e il miele.
b) Completare con banana a fette e frutti di bosco freschi.

26. Ciotola di pesche al cocco

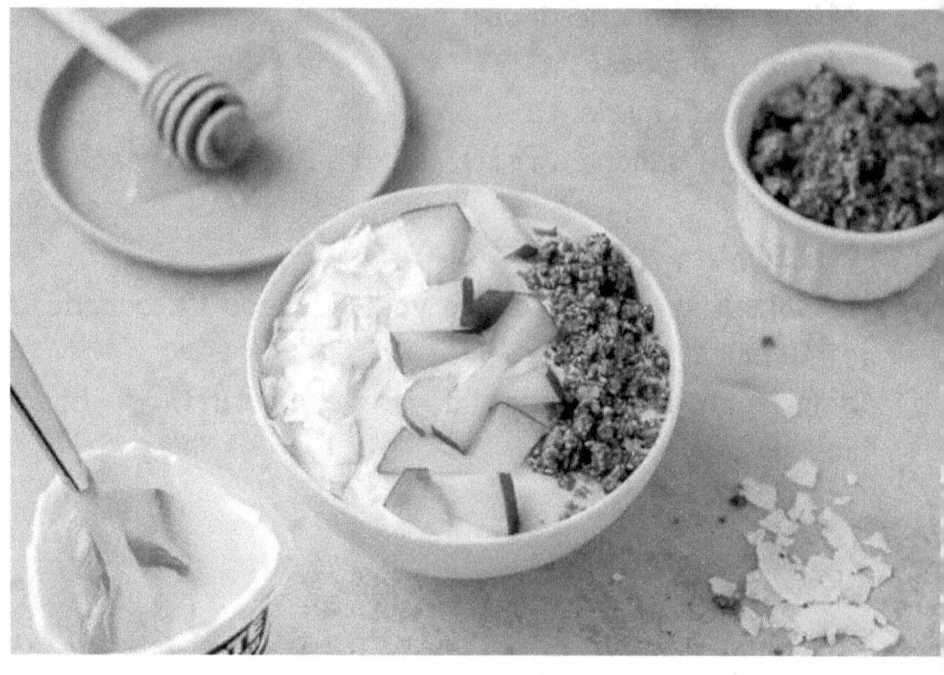

INGREDIENTI:
- 1/2 tazza di pesche congelate
- 1/2 tazza di latte di cocco
- 1/2 banana congelata
- 1 cucchiaio di noci di macadamia
- Condimenti: banana a fette, fette di pesca fresca, cocco grattugiato e muesli.

ISTRUZIONI
a) Frulla le pesche congelate, il latte di cocco, la banana congelata e le noci di macadamia in un frullatore fino a ottenere un composto omogeneo.
b) Versare il composto in una ciotola e aggiungere i condimenti.

27. Ciotola di cioccolato del Buddha

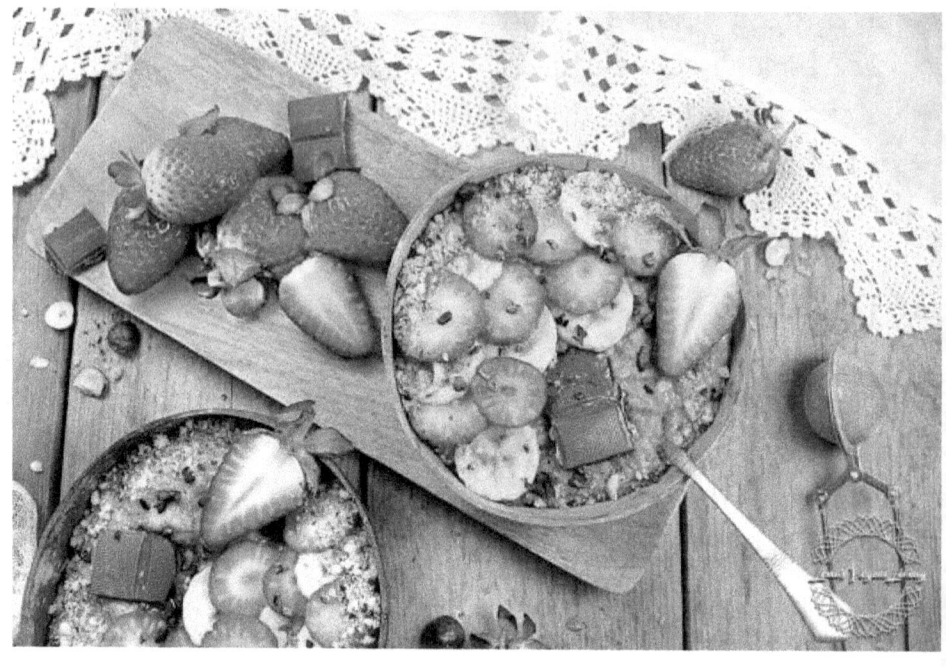

INGREDIENTI:
- 1/2 tazza di frutti di bosco misti congelati
- 1/2 banana congelata
- 1/2 tazza di latte di mandorle
- 1 cucchiaio di cacao in polvere
- Condimenti: banana a fette, frutti di bosco freschi e muesli.

ISTRUZIONI
a) Frullare i frutti di bosco congelati, la banana congelata, il latte di mandorle e il cacao in polvere in un frullatore fino ad ottenere un composto omogeneo.
b) Versare il composto in una ciotola e aggiungere i condimenti.

28. Ciotola per budino di bacche di Goji e Chia

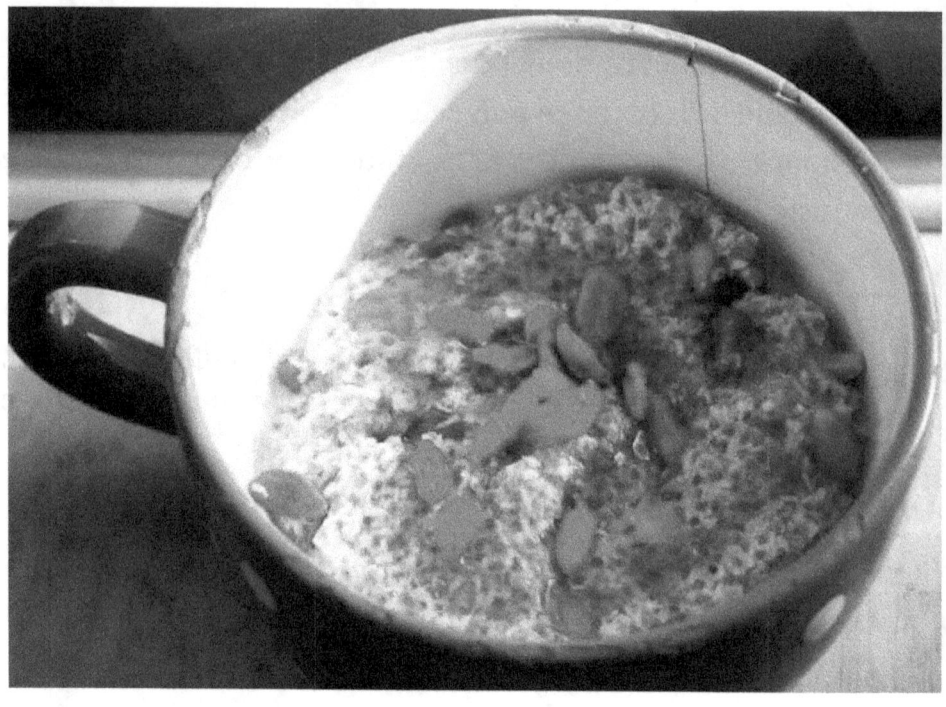

INGREDIENTI:
- 1/2 tazza di semi di chia
- 1 1/2 tazze di latte di mandorle
- 1/4 tazza di bacche di goji
- 1 cucchiaio di miele
- Condimenti: banana a fette e frutti di bosco freschi.

ISTRUZIONI
a) Mescolare in una ciotola i semi di chia, il latte di mandorle, le bacche di goji e il miele. Lasciare riposare in frigorifero per almeno 1 ora o tutta la notte.
b) Completare con banana a fette e frutti di bosco freschi.

29. Ciotola di banane Pitaya

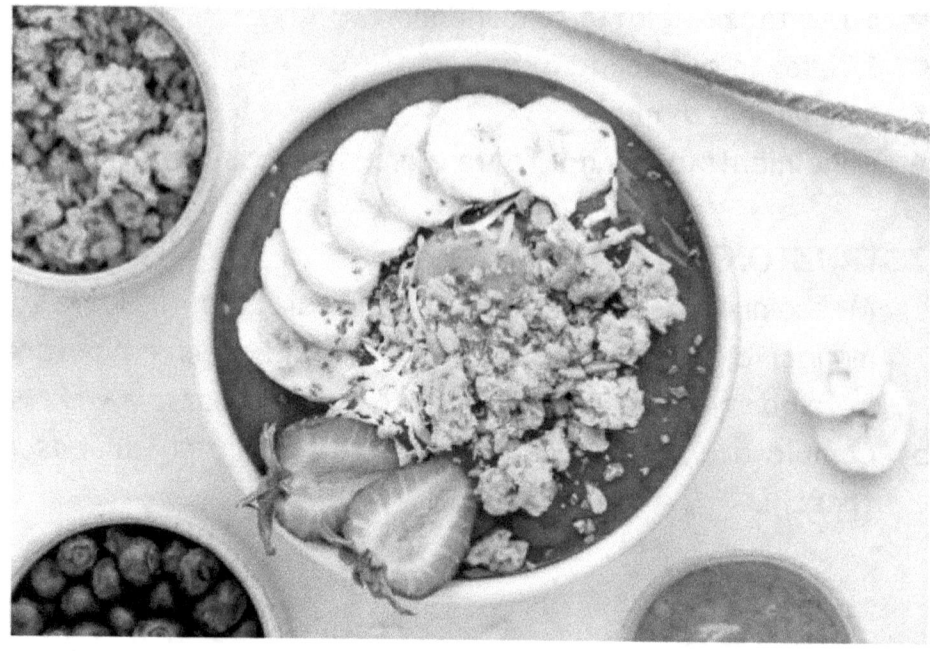

INGREDIENTI:

- 1 confezione di pitaya congelata
- 1 banana congelata
- 1/2 tazza di latte di cocco
- 1 cucchiaio di miele
- Condimenti: banana a fette, muesli e cocco grattugiato.

ISTRUZIONI

a) Frulla la confezione di pitaya congelata, la banana congelata, il latte di cocco e il miele in un frullatore fino a ottenere un composto omogeneo.
b) Versare il composto in una ciotola e aggiungere i condimenti.

30. Ciotola di ananas al cocco

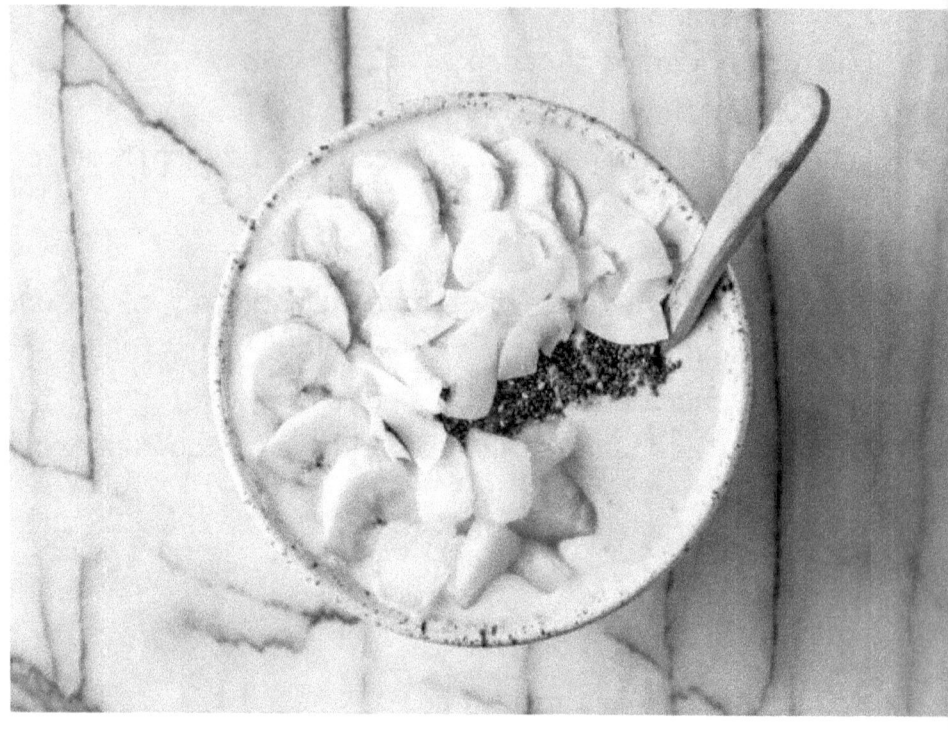

INGREDIENTI:
- 1/2 tazza di ananas congelato
- 1/2 tazza di latte di cocco
- 1/2 banana congelata
- 1 cucchiaio di semi di chia
- Condimenti: banana a fette, pezzi di ananas fresco, cocco grattugiato e muesli.

ISTRUZIONI

a) Frulla l'ananas congelato, il latte di cocco, la banana congelata e i semi di chia in un frullatore fino a ottenere un composto omogeneo.
b) Versare il composto in una ciotola e aggiungere i condimenti.

31. Ciotola di yogurt al frutto del drago e muesli

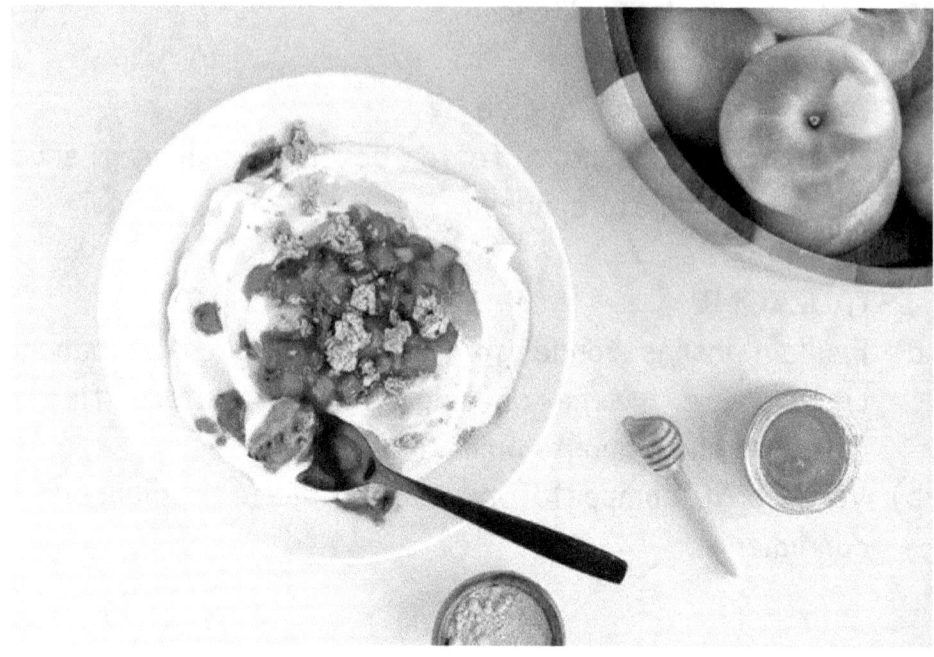

INGREDIENTI:
- 1 frutto del drago
- 1 tazza di yogurt greco
- 1/2 tazza di muesli
- 1 cucchiaio di miele

ISTRUZIONI
a) Tagliare il frutto del drago a metà ed estrarre la polpa.
b) In una ciotola, mescolare lo yogurt greco e il miele.
c) In una ciotola separata, metti a strati la polpa del frutto del drago, la miscela di yogurt greco e il muesli.
d) Ripetere gli strati fino ad esaurimento degli ingredienti
e) Servire freddo.

32. Insalata di frutti del drago e kiwi

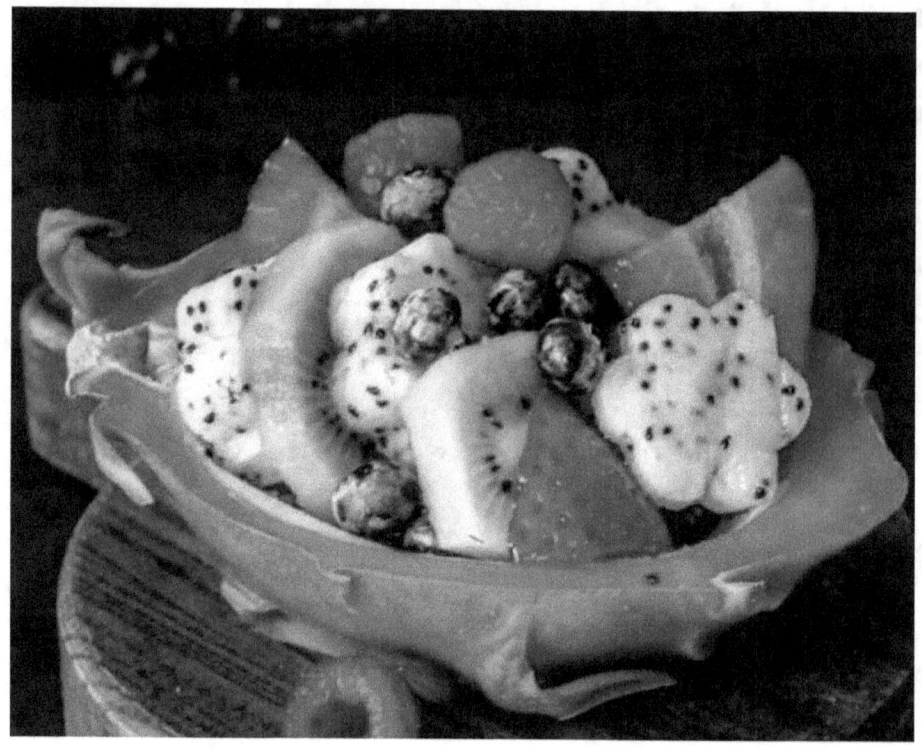

INGREDIENTI:
- 1 frutto del drago, tagliato a metà, scavato e tagliato a dadini
- 1 kiwi sbucciato e tagliato a rondelle
- $\frac{1}{2}$ tazza di mirtilli
- $\frac{1}{2}$ tazza di lamponi
- $\frac{1}{2}$ tazza di fragole

ISTRUZIONI

a) Raccogli con attenzione la polpa del frutto del drago dal frutto del drago usando un cucchiaio, lasciando la buccia intatta per usarla come ciotola da portata.
b) Taglia a dadini il frutto del drago, i kiwi e le fragole.
c) Mescolare e rimettere nella buccia di pitaya come una ciotola.

33. Ciotola di bacche di Pitaya

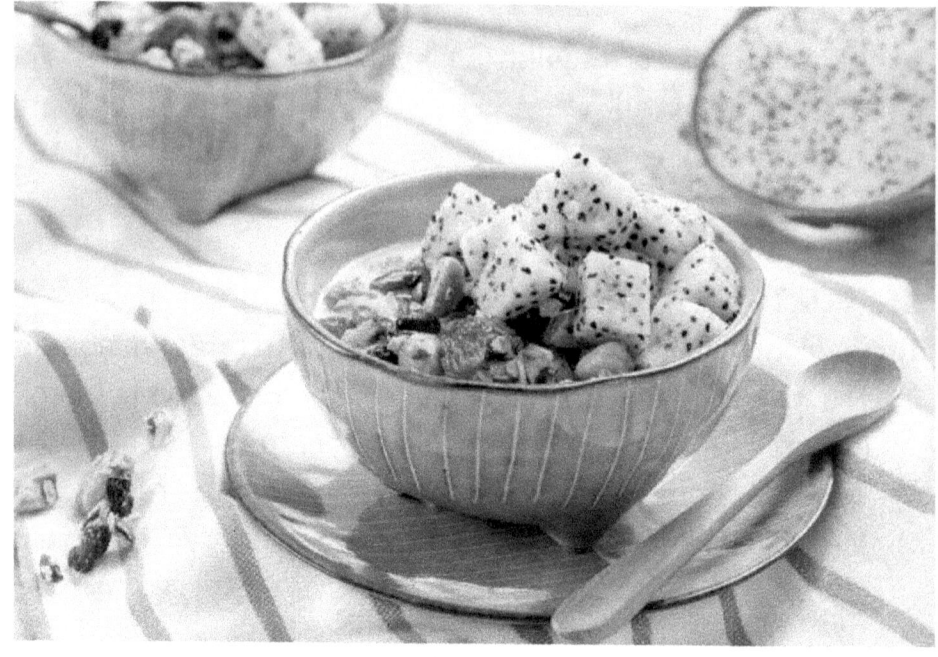

INGREDIENTI:

- 1 confezione di pitaya congelata
- 1/2 tazza di frutti di bosco misti congelati
- 1/2 banana congelata
- 1/2 tazza di latte di mandorle
- Condimenti: frutti di bosco freschi, banana a fette, muesli e cocco grattugiato.

ISTRUZIONI

a) Frullare la confezione di pitaya congelata, i frutti di bosco congelati, la banana congelata e il latte di mandorle in un frullatore fino a ottenere un composto omogeneo.
b) Versare il composto in una ciotola e aggiungere i condimenti.

34. Ciotola verde Pitaya

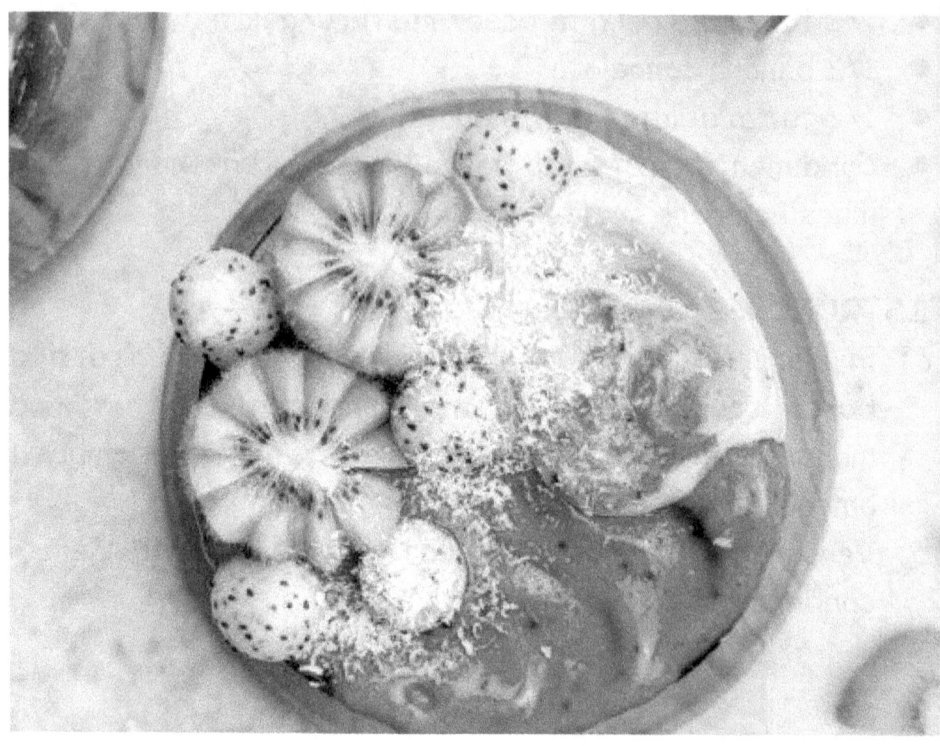

INGREDIENTI:

- 1 confezione di pitaya congelata
- 1/2 banana congelata
- 1/2 tazza di ananas congelato
- 1/2 tazza di spinaci
- 1/2 tazza di acqua di cocco
- Condimenti: banana a fette, frutti di bosco freschi, muesli e cocco grattugiato.

ISTRUZIONI

a) Frullare la confezione di pitaya congelata, la banana congelata, l'ananas congelato, gli spinaci e l'acqua di cocco in un frullatore fino a ottenere un composto omogeneo.
b) Versare il composto in una ciotola e aggiungere i condimenti.

35. Ciotola di avocado verde

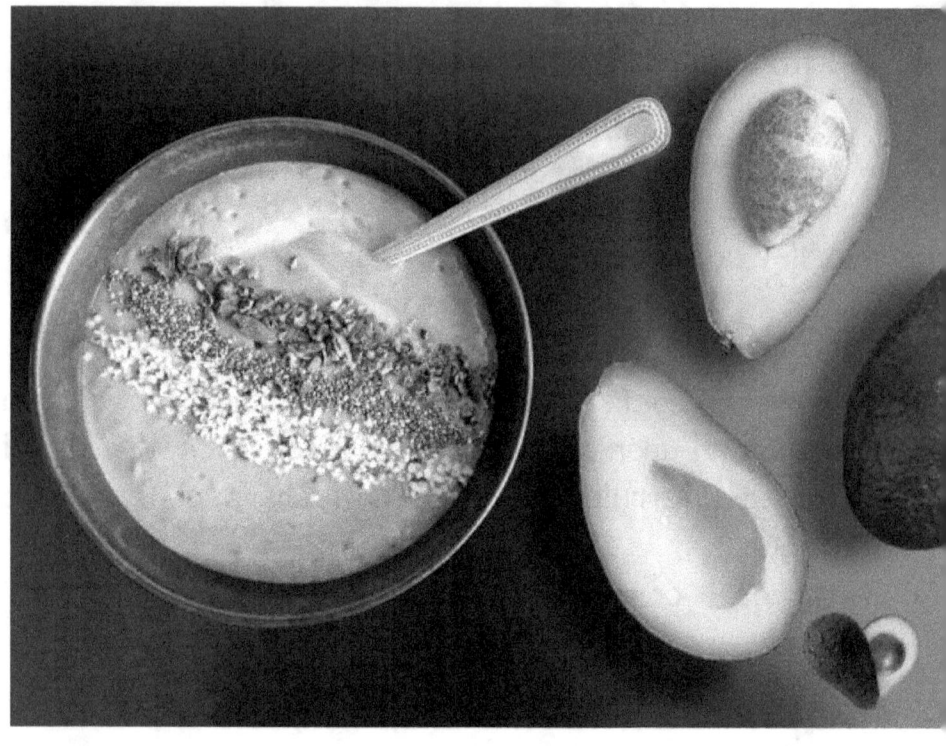

INGREDIENTI:
- 1/2 avocado
- 1/2 tazza di ananas congelato
- 1/2 tazza di spinaci
- 1/2 tazza di acqua di cocco
- Condimenti: banana a fette, frutti di bosco freschi e muesli.

ISTRUZIONI
a) Frullare l'avocado, l'ananas congelato, gli spinaci e l'acqua di cocco in un frullatore fino ad ottenere un composto omogeneo.
b) Versare il composto in una ciotola e aggiungere i condimenti.

36. Ciotola di papaya al cocco

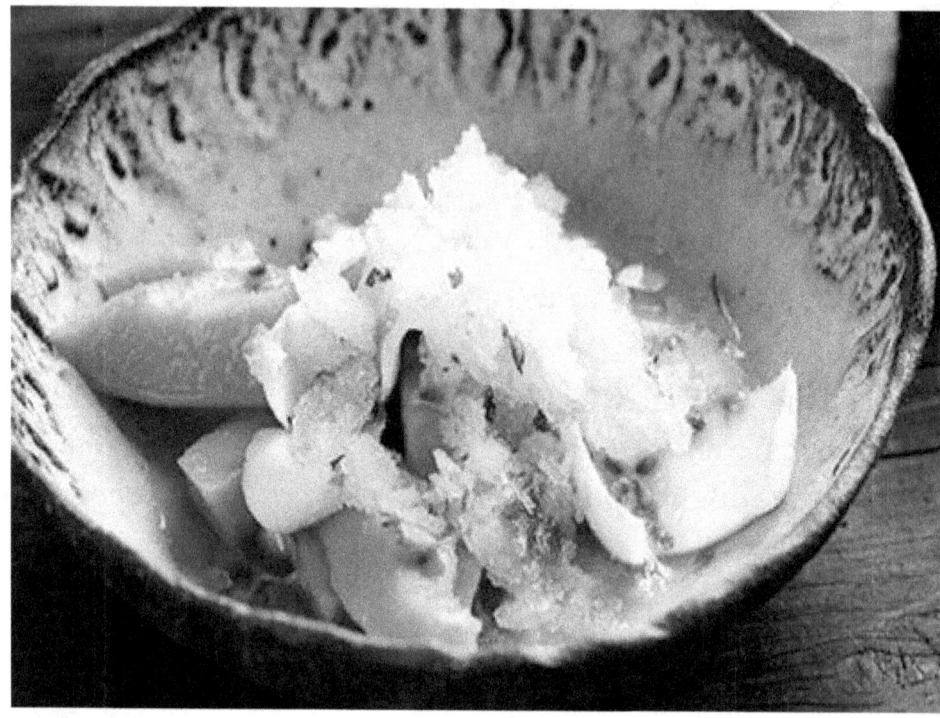

INGREDIENTI:
- 1/2 tazza di papaia congelata
- 1/2 tazza di latte di cocco
- 1/2 banana congelata
- 1 cucchiaio di semi di chia
- Condimenti: banana a fette, pezzi di papaya fresca, cocco grattugiato e muesli.

ISTRUZIONI
a) Frulla la papaya congelata, il latte di cocco, la banana congelata e i semi di chia in un frullatore fino a ottenere un composto omogeneo.
b) Versare il composto in una ciotola e aggiungere i condimenti.

37. Ciotola tropicale del Buddha

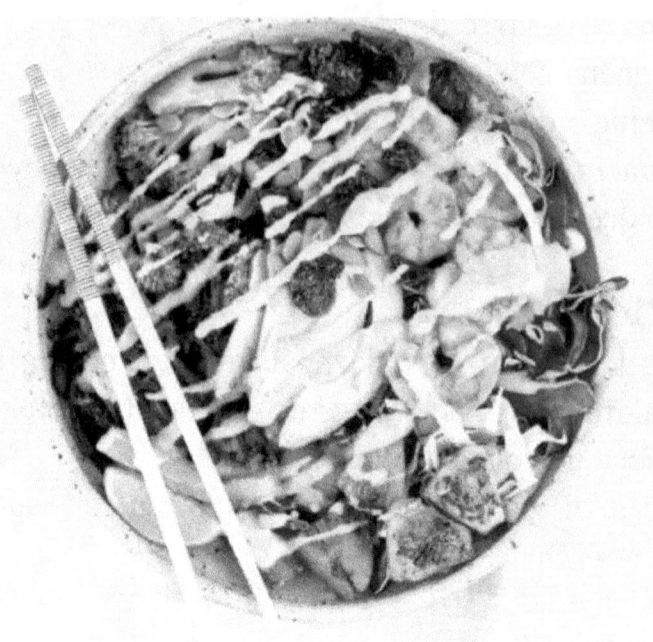

INGREDIENTI:
- 1/2 tazza di frutta tropicale mista congelata
- 1/2 banana congelata
- 1/2 tazza di acqua di cocco
- 1 cucchiaio di semi di chia
- Condimenti: banana a fette, frutti di bosco freschi e muesli.

ISTRUZIONI
a) Frulla la frutta tropicale mista congelata, la banana congelata, l'acqua di cocco e i semi di chia in un frullatore fino a ottenere un composto omogeneo.
b) Versare il composto in una ciotola e aggiungere i condimenti.

38. Ciotola di burro di arachidi Buddha

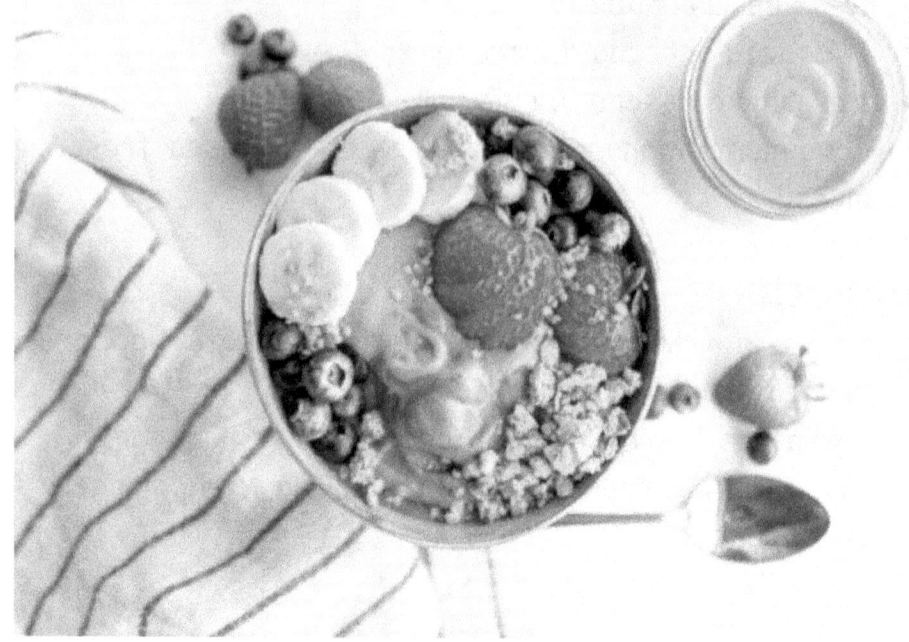

INGREDIENTI:
- 1/2 tazza di yogurt greco
- 1/4 tazza di burro di arachidi
- 1/2 banana congelata
- 1/4 tazza di muesli
- Condimenti: banana a fette e frutti di bosco freschi.

ISTRUZIONI
a) Mescolare lo yogurt greco, il burro di arachidi, la banana congelata e il muesli in una ciotola.
b) Completare con banana a fette e frutti di bosco freschi.

39. Ciotola di mango al cocco

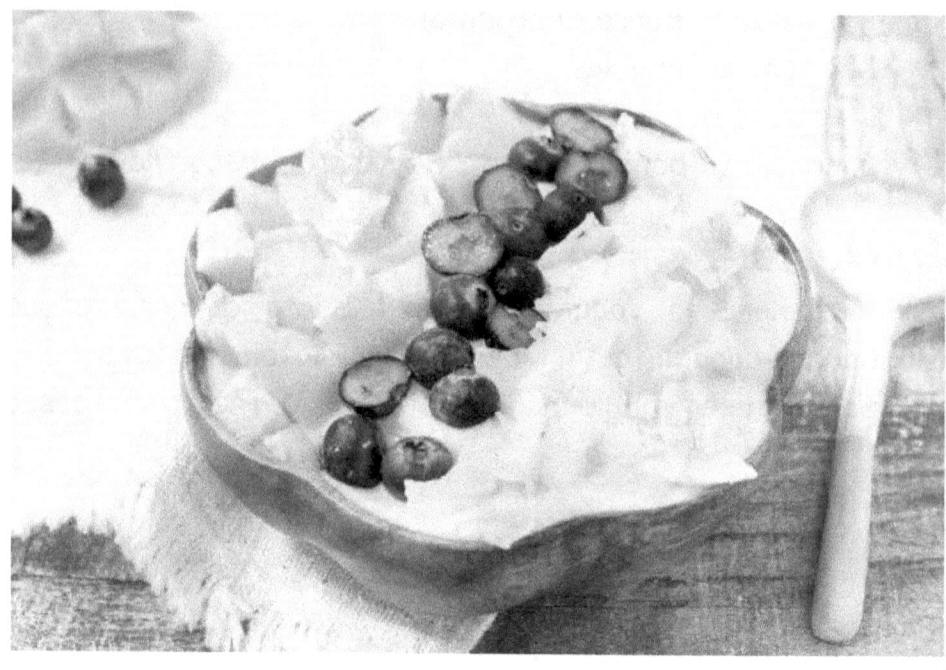

INGREDIENTI:

- 1/2 tazza di mango congelato
- 1/2 tazza di latte di cocco
- 1/2 banana congelata
- 1 cucchiaio di semi di canapa
- Condimenti: banana a fette, pezzi di mango fresco, cocco grattugiato e muesli.

ISTRUZIONI

a) Frulla il mango congelato, il latte di cocco, la banana congelata e i semi di canapa in un frullatore fino a ottenere un composto omogeneo.

b) Versare il composto in una ciotola e aggiungere i condimenti.

40. Ciotole per colazione al farro con torta di mele

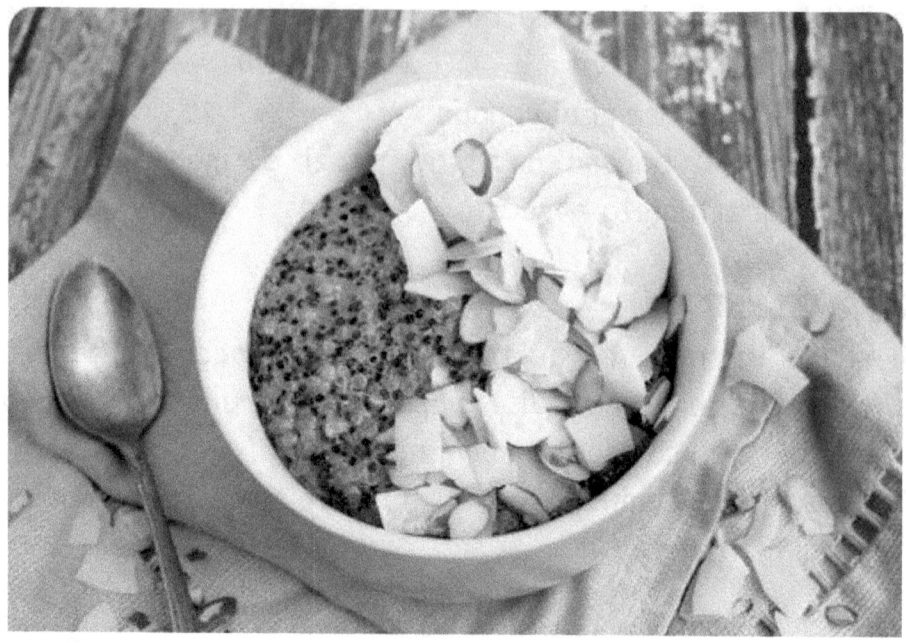

INGREDIENTI:
- 2 mele, tritate, divise
- 1 tazza (165 g) di farro perlato
- 4 tazze (940 ml) di acqua
- 1 tazza e ½ (355 ml) di latte (latte o vegetale)
- 1 cucchiaino (2 g) di cannella in polvere
- ½ cucchiaino di zenzero macinato
- $1/8$ cucchiaino di pimento
- Sale marino fino
- 2 cucchiai (30 ml) di sciroppo d'acero, miele o agave
- ½ cucchiaino di estratto di vaniglia
- Pecan tostati
- uva passa
- Semi di zucca tostati
- Semi di canapa

ISTRUZIONI
a) Aggiungi una delle mele tritate, insieme al farro, acqua, latte, cannella, zenzero, pimento e un pizzico di sale in una casseruola media e mescola insieme. Portare ad ebollizione. Ridurre il fuoco al minimo, coprire e cuocere a fuoco lento, mescolando di tanto in tanto, fino a quando saranno teneri, da 30 a 35 minuti. Tutto il liquido non verrà assorbito. Togliere dal fuoco, aggiungere lo sciroppo d'acero, il miele o l'agave e la vaniglia, quindi coprire e cuocere a vapore per 5 minuti.

b) Per servire, dividere il farro nelle ciotole. Aggiungere la mela rimanente e guarnire con noci pecan, uvetta, semi di zucca e semi di canapa.

41. Ciotole Tabbouleh al melograno e Freekeh

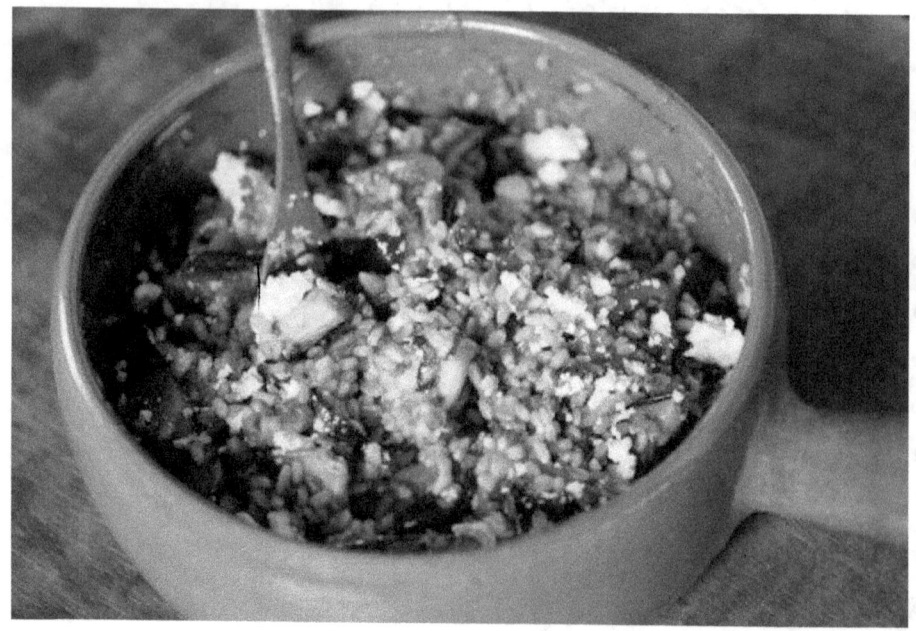

INGREDIENTI:

- ¾ di tazza (125 g) di freekeh spezzato
- 2 tazze (470 ml) di acqua
- Sale marino fino e pepe nero appena macinato
- 1 mela croccante, privata del torsolo e tagliata a dadini, divisa
- 1 tazza (120 g) di arilli di melograno
- ½ tazza (24 g) di menta fresca tritata
- 1 cucchiaio (15 ml) di olio extra vergine di oliva
- 1 cucchiaio e mezzo (23 ml) di acqua di fiori d'arancio
- 2 tazze (480 g) di yogurt greco bianco
- Mandorle tostate non salate, tritate

ISTRUZIONI

a) Unisci il freekeh, l'acqua e un pizzico di sale in una casseruola media. Portare a ebollizione, quindi ridurre la fiamma al minimo e cuocere a fuoco lento per 15 minuti, mescolando di tanto in tanto, fino a quando tutto il liquido sarà stato assorbito e il freekeh sarà tenero. Togliere dal fuoco, coprire con un coperchio e cuocere a vapore per circa 5 minuti. Trasferisci il freekeh in una ciotola e lascialo raffreddare completamente.

b) Aggiungi metà della mela e del melograno, la menta, l'olio d'oliva e un paio di macine di pepe al freekeh e mescola bene per unire.

c) Mescolare l'acqua di fiori d'arancio nello yogurt fino ad ottenere un composto ben amalgamato.

d) Per servire, dividi il freekeh nelle ciotole. Completare con lo yogurt all'arancia, la mela rimanente e le mandorle.

42. Ciotole di papaia con vitamina C

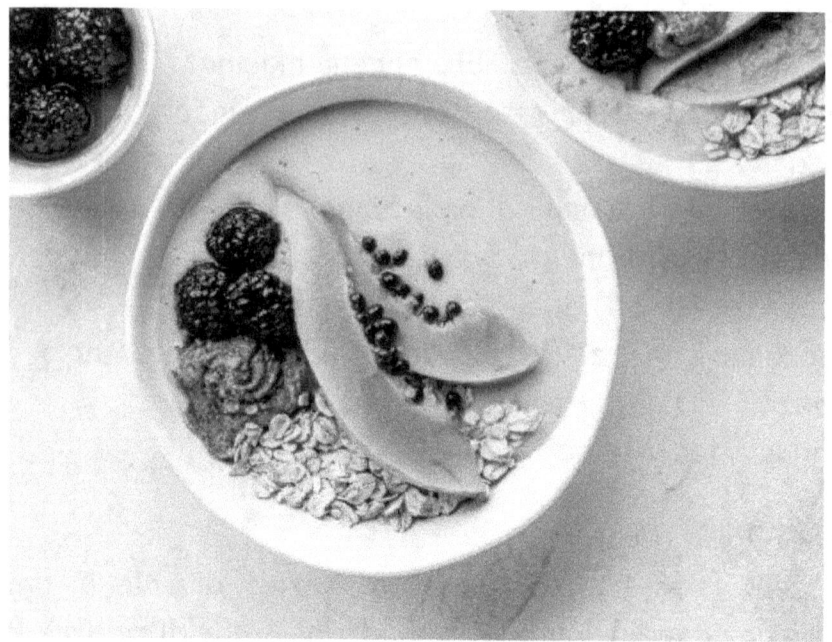

INGREDIENTI:

- 4 cucchiai (40 g) di amaranto, divisi
- 2 piccole papaie mature (circa 1 libbra o 455 g ciascuna)
- 2 tazze (480 g) di yogurt al cocco
- 2 kiwi, sbucciati e tagliati a cubetti
- 1 pompelmo rosa grande, sbucciato e segmentato
- 1 grande arancia navel, sbucciata e segmentata
- Semi di canapa
- Semi di sesamo nero

ISTRUZIONI

a) Scaldare una pentola alta e larga a fuoco medio-alto per diversi minuti. Controllate se la padella è abbastanza calda aggiungendo qualche chicco di amaranto. Dovrebbero vibrare e scoppiare entro pochi secondi. In caso contrario, riscaldare la padella per un minuto in più e ripetere la prova. Quando la padella è abbastanza calda, aggiungi 1 cucchiaio (10 g) di amaranto. I chicchi dovrebbero iniziare a scoppiare entro pochi secondi. Coprite la pentola e agitatela di tanto in tanto, finché tutti i chicchi non saranno scoppiati. Versa l'amaranto sbucciato in una ciotola e ripeti l'operazione con l'amaranto rimasto, 1 cucchiaio (10 g) ogni ora.

b) Tagliare la papaya a metà nel senso della lunghezza, dal gambo alla coda, quindi rimuovere ed eliminare i semi. Riempire ciascuna metà con amaranto spuntato e yogurt al cocco. Completare con spicchi di kiwi, pompelmo e arancia e cospargere con semi di canapa e semi di sesamo.

43. Ciotola di farina d'avena alle bacche di Goji

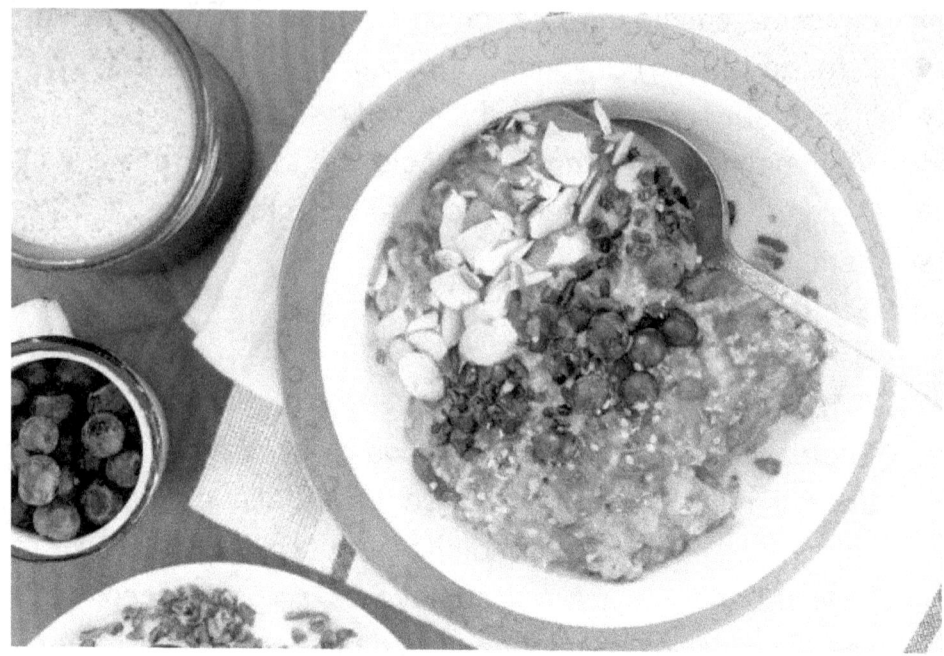

INGREDIENTI:
- 1 tazza di farina d'avena cotta
- 1/4 tazza di bacche di goji
- 1 cucchiaio di semi di chia
- 1 cucchiaio di miele
- Condimenti: banana a fette e frutti di bosco freschi.

ISTRUZIONI

a) Mescolare la farina d'avena cotta, le bacche di goji, i semi di chia e il miele in una ciotola.

b) Completare con banana a fette e frutti di bosco freschi.

44. Ciotola di Açaí verde con frutta e bacche

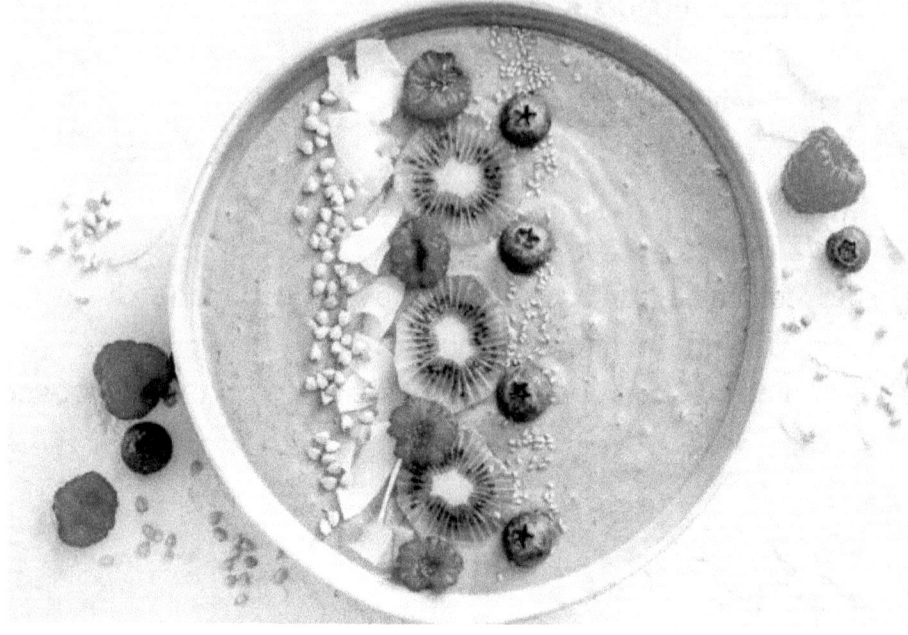

INGREDIENTI:

- ½ purea di acai
- ⅛ Tazza di latte di canapa al cioccolato
- ½ banana
- 2 cucchiai di proteine in polvere di canapa
- 1 cucchiaino di Maca
- Topping: Frutta Fresca di Stagione, Semi di Canapa, Banana Fresca, Golden Berries. Gelsi Bianchi, Bacche di Goji, Kiwi

ISTRUZIONI

a) Mettete tutto nel frullatore, frullate fino ad ottenere un composto molto denso – aggiungendo altro liquido se necessario – quindi versate in una ciotola.
b) Completa con frutta e qualsiasi altra cosa ti piaccia!

45. Ciotola verde del Buddha

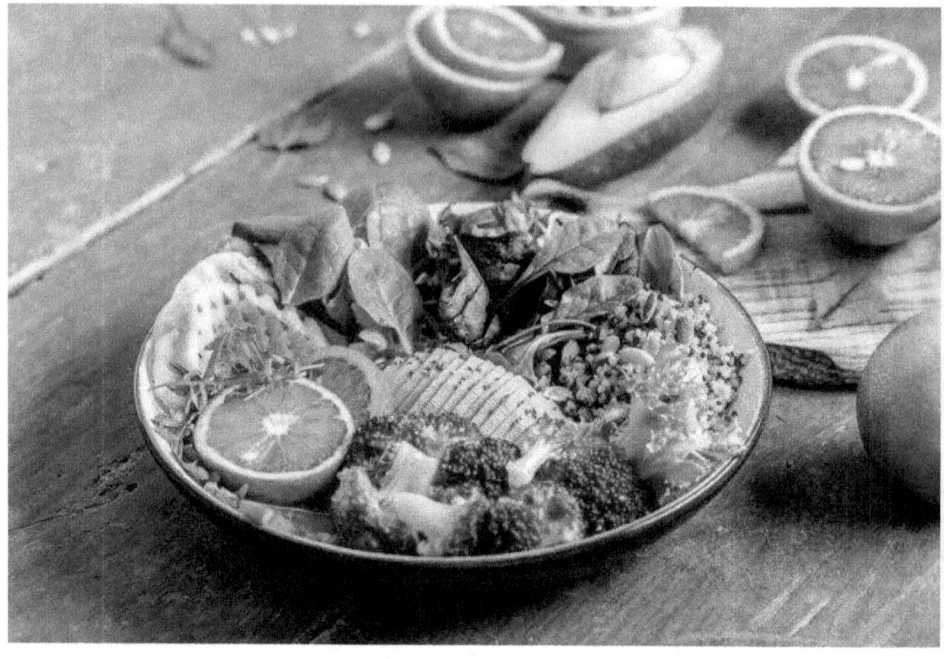

INGREDIENTI:
- 1/2 tazza di ananas congelato
- 1/2 banana congelata
- 1/2 tazza di spinaci
- 1/2 tazza di latte di mandorle
- 1 cucchiaio di miele
- Condimenti: banana a fette, frutti di bosco freschi e muesli.

ISTRUZIONI
a) Frullare l'ananas congelato, la banana congelata, gli spinaci, il latte di mandorle e il miele in un frullatore fino a ottenere un composto omogeneo.
b) Versare il composto in una ciotola e aggiungere i condimenti.

46. Portafrutta Green Power

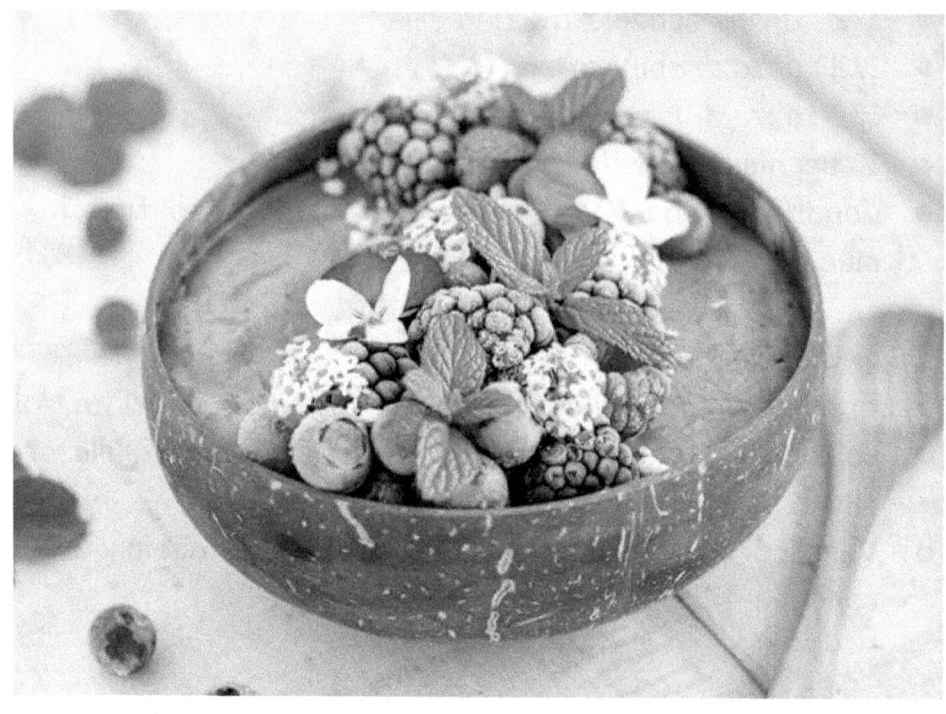

INGREDIENTI:
- 1/2 tazza di frutta tropicale mista congelata
- 1/2 banana congelata
- 1/2 tazza di cavolo riccio
- 1/2 tazza di acqua di cocco
- Condimenti: banana a fette, frutti di bosco freschi e muesli.

ISTRUZIONI
a) Frulla la frutta tropicale mista congelata, la banana congelata, il cavolo riccio e l'acqua di cocco in un frullatore fino a ottenere un composto omogeneo.
b) Versare il composto in una ciotola e aggiungere i condimenti.

47. Ciotola di banane al burro di arachidi

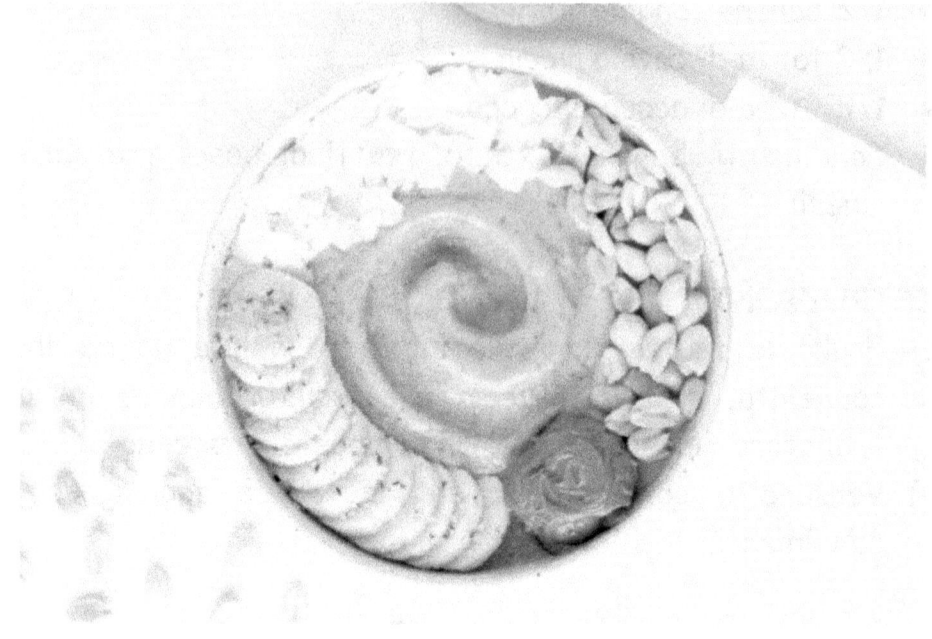

INGREDIENTI:

- 1 banana, a fette
- 1/4 tazza di burro di arachidi
- 1/4 tazza di arachidi tritate
- 1 cucchiaio di miele
- 1/4 tazza di muesli

ISTRUZIONI

a) Disporre le fette di banana in una ciotola.
b) Metti il burro di arachidi nel microonde per 10 secondi per facilitare la spruzzatura.
c) Cospargere il burro di arachidi sulle banane, quindi guarnire con le arachidi tritate, il miele e il muesli.

48. Ciotola proteica al cioccolato

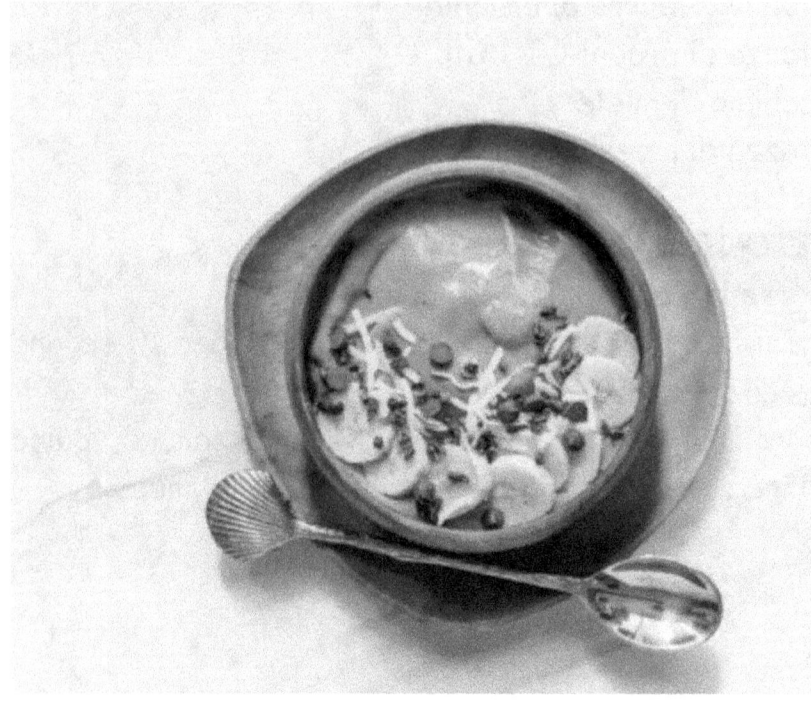

INGREDIENTI:
- 1 misurino di proteine in polvere al cioccolato
- 1 tazza di latte di mandorle
- 1 banana, a fette
- 1 cucchiaio di semi di chia
- Topping: mandorle a lamelle e cocco grattugiato

ISTRUZIONI
a) Mescolare le proteine in polvere e il latte di mandorle in una ciotola.
b) Completare con banana a fette, semi di chia, mandorle a fette e cocco grattugiato.

49. Ciotola di bacche di tofu

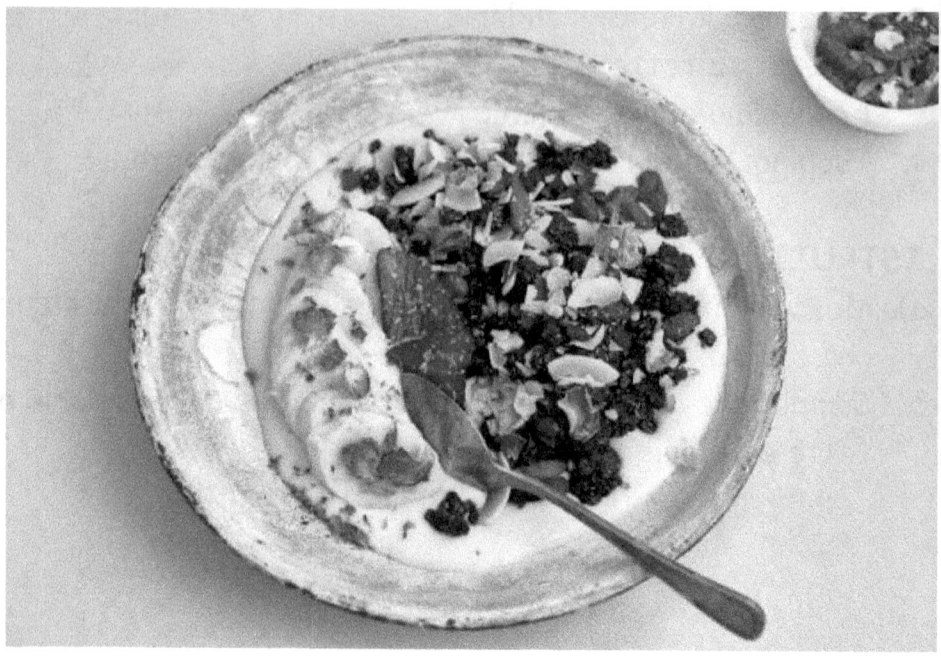

INGREDIENTI:
- 1/2 tazza di tofu setoso
- 1/2 tazza di frutti di bosco misti (mirtilli, lamponi, fragole)
- 1 cucchiaio di miele
- 1/4 tazza di muesli

ISTRUZIONI
a) Frullare il tofu setoso e il miele in un frullatore fino a ottenere un composto omogeneo.
b) Completare con frutti di bosco misti e muesli.

50. Ciotola di frutta della dea verde

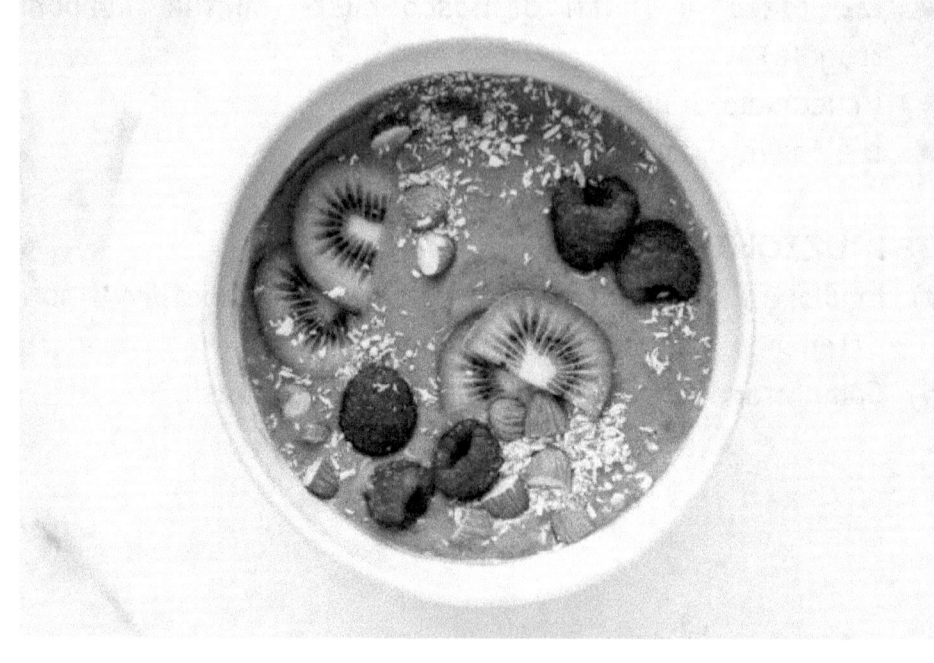

INGREDIENTI:

- 1 banana congelata
- 1/2 tazza di ananas congelato
- 1/2 tazza di spinaci
- 1/2 tazza di acqua di cocco
- Condimenti: banana a fette, frutti di bosco freschi e muesli.

ISTRUZIONI

a) Frulla la banana congelata, l'ananas congelato, gli spinaci e l'acqua di cocco in un frullatore fino a ottenere un composto omogeneo.
b) Versare il composto in una ciotola e aggiungere i condimenti.

INSALATA DI FRUTTA ARCOBALENO

51. Macedonia di frutta esotica

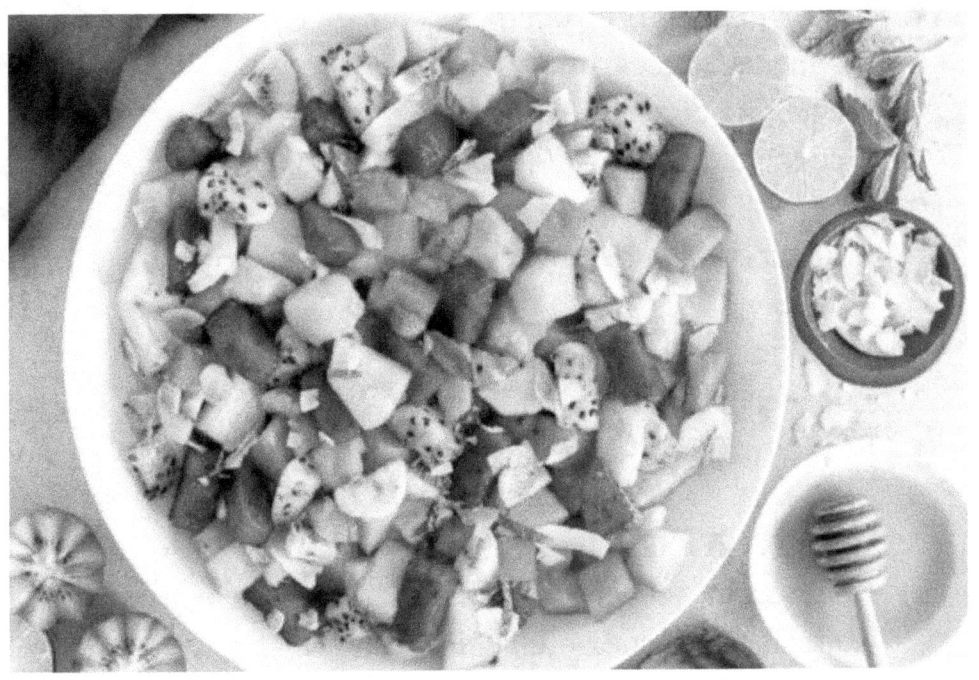

INGREDIENTI:

- 2 manghi maturi, papaia o
- 6 kiwi, sbucciati e tagliati
- 2 banane, sbucciate e tagliate
- 2 cucchiai di zucchero a velo
- 2 cucchiai di succo di limone o miele
- $\frac{1}{2}$ cucchiaino di estratto di vaniglia
- $\frac{1}{4}$ di cucchiaino di polvere cinese di 5 spezie macinata
- $\frac{1}{2}$ lampone
- 1 frutto del drago, a cubetti
- Zucchero a velo
- Foglie di menta

ISTRUZIONI:

a) Sbattere lo zucchero, il succo di limone o il miele , la vaniglia e le 5 spezie cinesi in polvere .
b) Aggiungi tutta la frutta.
c) Spolverare con zucchero a velo e guarnire con foglioline di menta.

52. Macedonia di frutta festosa

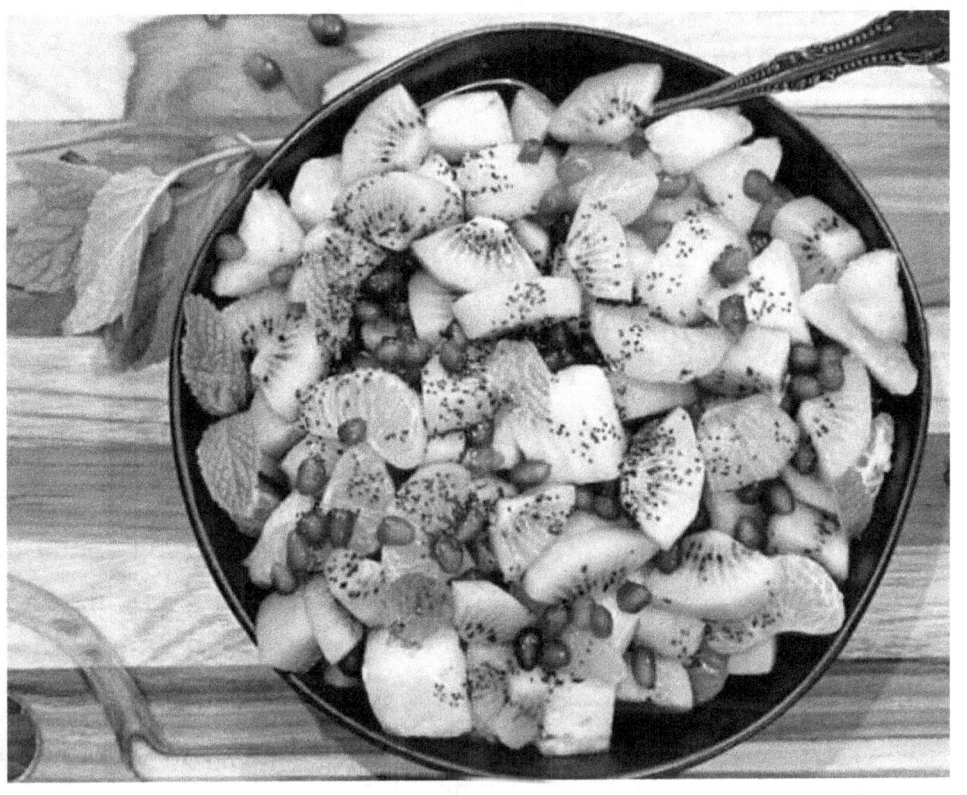

INGREDIENTI:

- 1 lattina di pezzi di ananas
- $\frac{1}{2}$ tazza di zucchero
- 3 cucchiai di farina 00
- 1 Uovo, leggermente sbattuto
- 2 lattine di mandarini
- 1 lattina di pere
- 3 Kiwi
- 2 grandi Mele
- 1 tazza di metà di noci pecan

ISTRUZIONI:

a) Scolare l'ananas, riservando il succo. Metti da parte l'ananas. Versare il succo in un pentolino e aggiungere lo zucchero e la farina. Portare ad ebollizione. Incorporate rapidamente le uova e cuocete finché non si sarà addensato. Togliere dal fuoco e raffreddare.

b) Refrigerare. In una grande ciotola, unisci ananas, arance, pere, kiwi, mele e noci pecan.

c) Versare il condimento e amalgamare bene. Coprire e raffreddare per 1 ora.

53. Macedonia di frutta in inverno

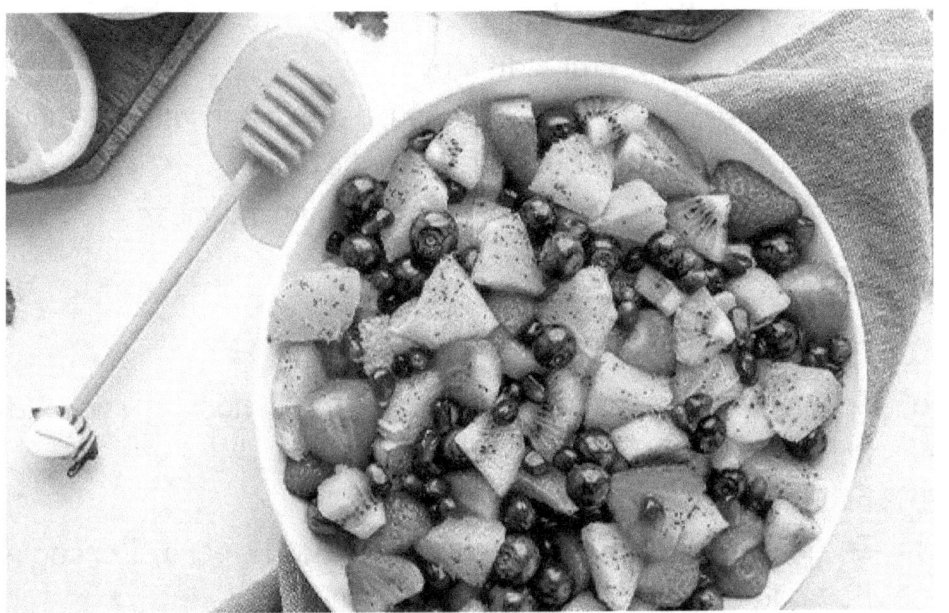

INGREDIENTI:
- 2 cucchiai di olio di noci
- 2 cucchiai di succo di limone fresco
- 1 cucchiaio di nettare di agave
- 1 mela Fuji, Gala o Red Delicious, senza torsolo
- 1 arancia grande, sbucciata e tagliata
- 1 tazza di uva rossa senza semi, tagliata a metà
- 1 piccola carambola, tagliata

ISTRUZIONI:
a) In una piccola ciotola, unisci l'olio di noci, il succo di limone e il nettare di agave.
b) Frullare bene e mettere da parte.
c) In una grande ciotola, unisci la mela, la pera, l'arancia, l'uva, la carambola e le noci.
d) Irrorare con il condimento, mescolare per ricoprire e servire.

54. Insalata cremosa di frutta tropicale

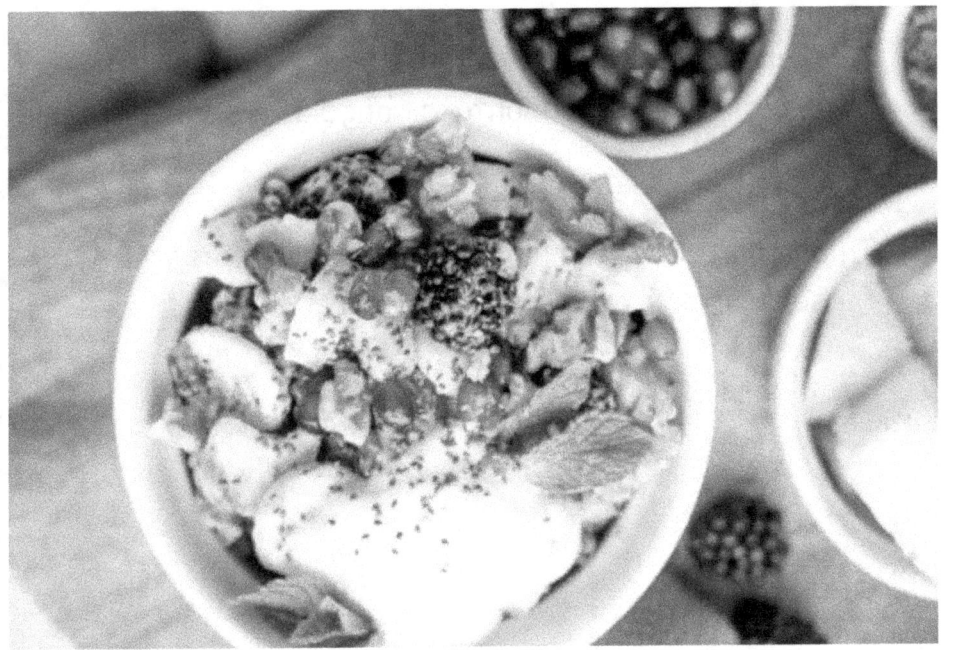

INGREDIENTI:
- Lattina da 15,25 once di macedonia di frutta tropicale, scolata
- 1 banana, a fette
- 1 tazza di copertura montata congelata, scongelata

ISTRUZIONI:
a) In una ciotola media, unisci tutti gli ingredienti .
b) Mescolare delicatamente per ricoprire.

55. Macedonia di frutta in stile filippino

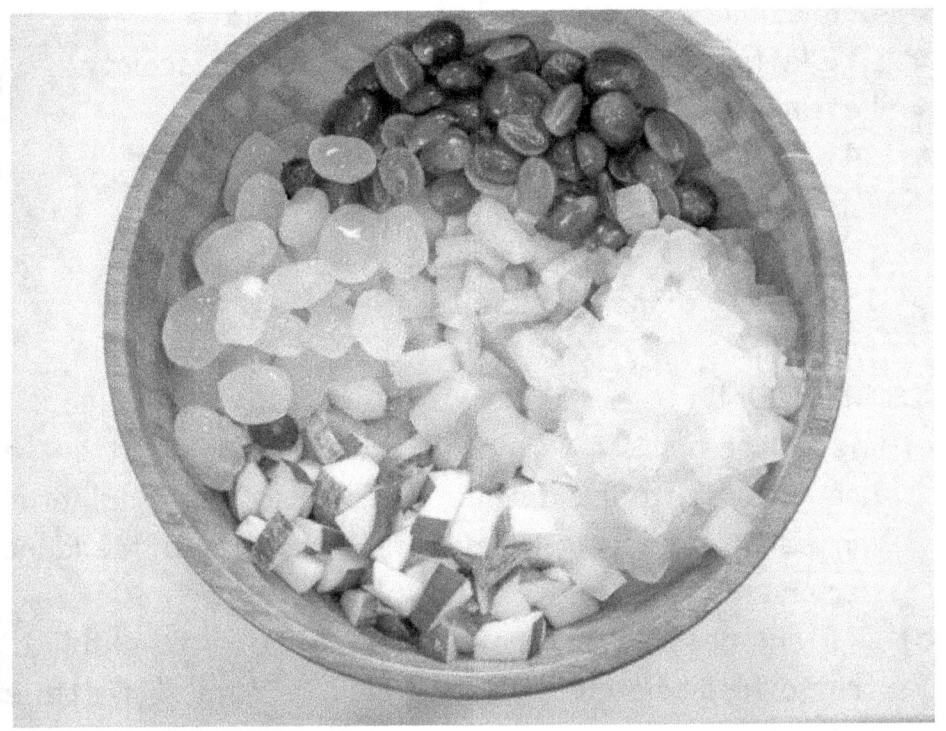

INGREDIENTI:
- 1 tazza e ½ di panna
- Confezione da 8 once. crema di formaggio
- Tre lattine da 14 once di cocktail di frutta, scolate
- Lattine da 14 once di pezzi di ananas, scolati
- 14 once possono litchi, scolati
- 1 tazza di cocco
- Confezione da 8 once di mandorle tritate
- 1 tazza e ½ di mele a cubetti

ISTRUZIONI:
a) Mescolare panna e formaggio cremoso fino ad ottenere una consistenza liscia simile a una salsa. Unire agli altri ingredienti e amalgamare bene, lasciare raffreddare per una notte.
b) I litchi possono essere saltati, usare un cocktail di frutta tropicale invece del normale cocktail di frutta e farne quattro lattine.
c) I filippini usano qualcosa chiamato Nestlé's Cream, ma non è facile da trovare.

56. Haupia con macedonia di frutta esotica

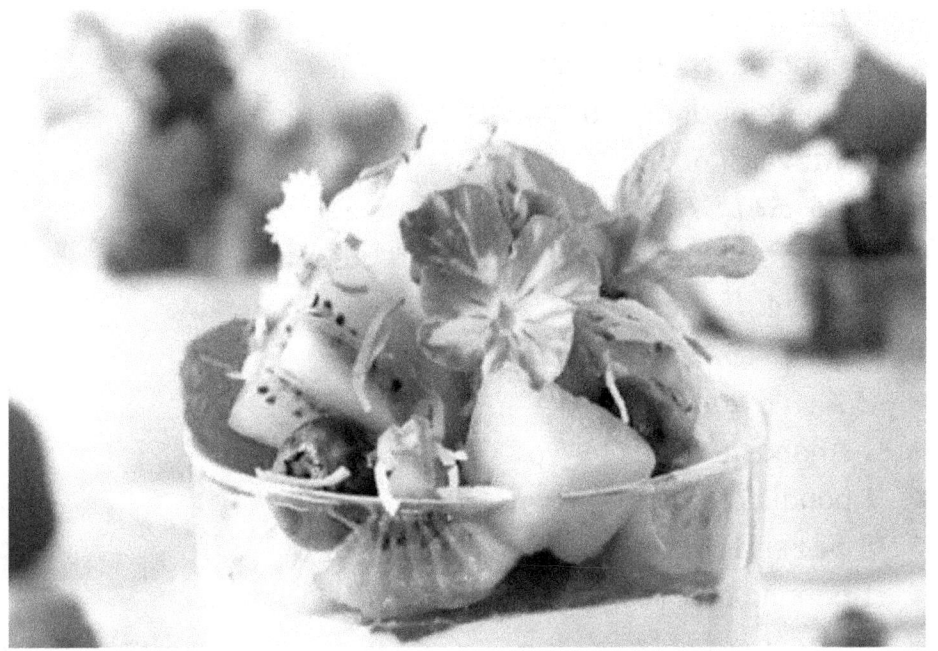

INGREDIENTI:
PER HAUPIA:
- 1 tazza e ½ di latte di cocco
- 6 cucchiai di zucchero
- 6 cucchiai di amido di mais
- ¾ tazza di acqua

PER LA SALSA:
- ½ tazza di succo di frutto della passione
- 1 tazza di zucchero

PER LA INSALATA DI FRUTTA:
- 2 Kiwi a cubetti
- 1 Ananas a cubetti
- 1 papaia a cubetti
- 8 pezzi di litchi
- 1 banana a fette
- 1 mango a fette
- 8 rametti di menta fresca

ISTRUZIONI:

a) Haupia: versare il latte di cocco in una casseruola. Unisci lo zucchero e l'amido di mais, aggiungi l'acqua e mescola bene. Mescolare la miscela di zucchero nel latte di cocco.

b) Cuocere e mescolare a fuoco basso finché non si sarà addensato. Versare in una padella quadrata da 8 pollici e raffreddare finché non diventa sodo. Usando un tagliabiscotti ritagliate la forma di una goccia o di una stella.

c) Portare a ebollizione gli ingredienti della salsa . Freddo. Unire gli ingredienti della macedonia , condirli con la salsa e mettere da parte.

d) Disporre tre o quattro pezzi di Haupia su un piatto freddo e disporre la frutta attorno.
e) Guarnire con menta fresca.

57. Macedonia di frutta Ambrosia

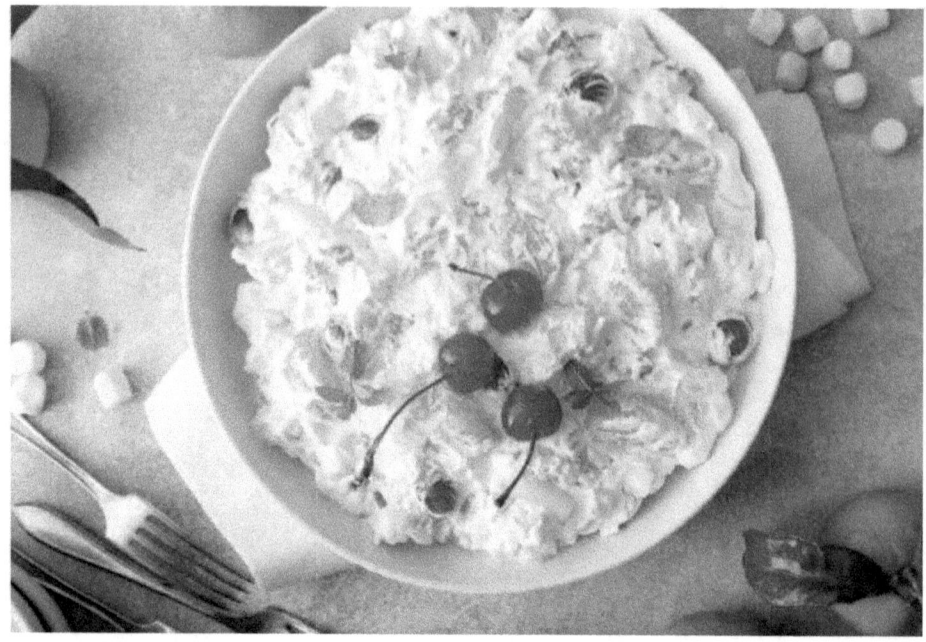

INGREDIENTI:

- 2 lattine di mandarini, scolati
- 2 Ananas, bocconcini, scolati
- 2 Banane, a fette
- 2 tazze di uva, verde o rossa senza semi
- 2 Yogurt alla vaniglia
- 1 tazza di mandorle, a scaglie
- 2 tazze di cocco, in scaglie
- 2 tazze di marshmallow, mini

ISTRUZIONI:
a) Mescolare tutti gli ingredienti e raffreddare.

58. Insalata di frutta con salsa alla menta

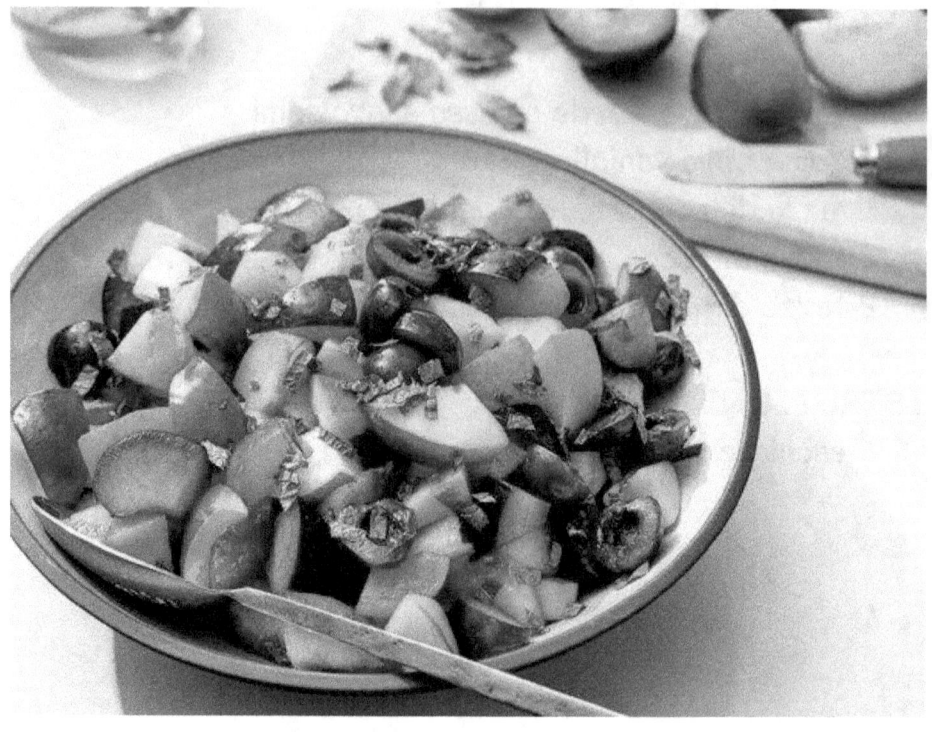

INGREDIENTI:
- ½ tazza di yogurt bianco
- 1 cucchiaio di Miele, due gusti
- 1 cucchiaio di amaretto, due pizzichi
- ½ cucchiaino di estratto di vaniglia
- 1 pizzico di noce moscata
- 2 cucchiai di menta fresca tritata
- 5 tazze colme di frutta fresca, tagliata a pezzetti
- Foglie di menta intere per guarnire

ISTRUZIONI:
a) Unisci tutti gli ingredienti del condimento in una piccola ciotola e mescola fino ad ottenere un composto omogeneo.
b) Unisci la frutta in una ciotola. Aggiungi il condimento e mescola accuratamente.
c) Trasferire in una ciotola da portata e guarnire con foglie di menta intere.
d) Coprire e raffreddare brevemente prima di servire.

59. Insalata di frutta dello Sri Lanka

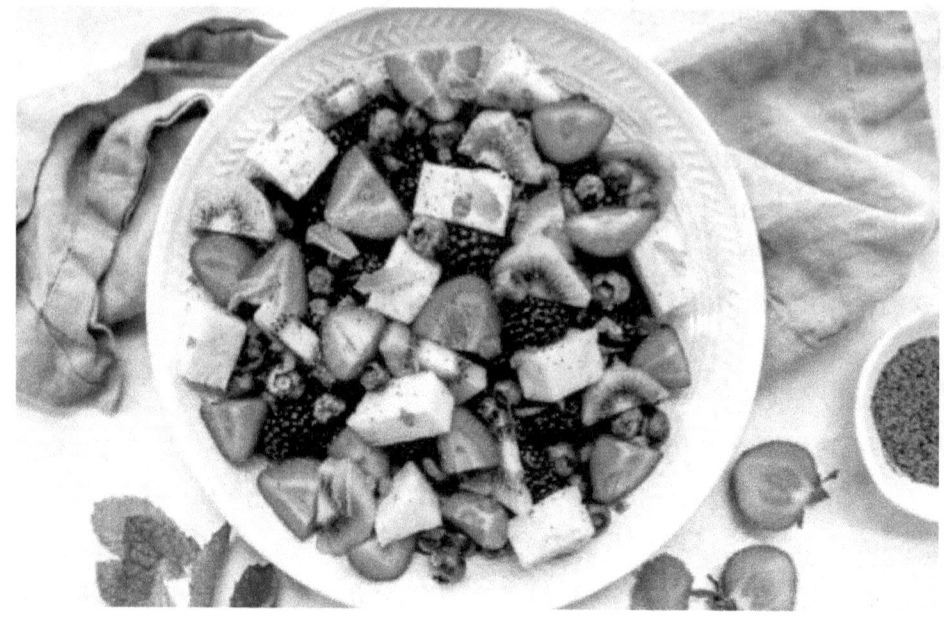

INGREDIENTI:
- 2 manghi, grattugiati
- 1 papaia, grattugiata
- 1 Ananas
- 2 Arance
- 2 banane
- 1 lime, succo di
- 110 grammi di acqua zuccherata
- 1 cucchiaino di vaniglia
- 25 millilitri di Rum

ISTRUZIONI:
a) Sbucciare e tagliare a dadini i manghi, la papaya e l'ananas. Sbucciare le arance, eliminare i semi e dividerle in spicchi. Sbucciare e affettare le banane e cospargerle con il succo di lime per evitare che scoloriscano.
b) Mescolare leggermente tutta la frutta in un'insalatiera. Fate bollire insieme lo zucchero e l'acqua e quando lo zucchero si sarà sciolto toglietelo dal fuoco e lasciate raffreddare. Aggiungete l'essenza di vaniglia e il rum allo sciroppo di zucchero e versate sulla macedonia. Lasciare raffreddare in frigorifero prima di servire.

60. Insalata di frutta Mimosa

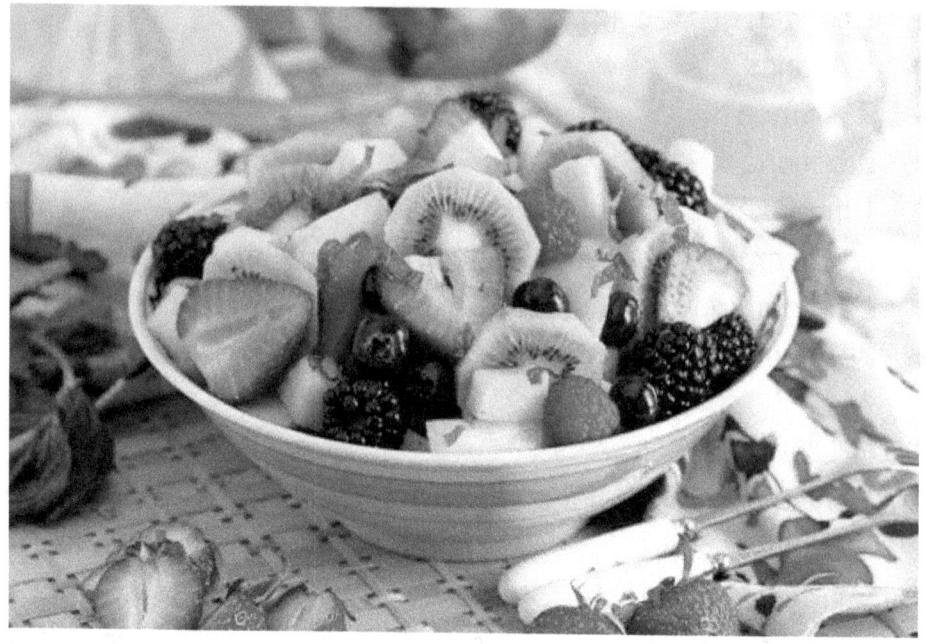

INGREDIENTI:
- 3 kiwi, sbucciati e affettati
- 1 tazza di more
- 1 tazza di mirtilli
- 1 tazza di fragole, tagliate in quarti
- 1 tazza di ananas, tagliato a pezzetti
- 1 tazza di Prosecco, ghiacciato
- $\frac{1}{2}$ tazza di succo d'arancia appena spremuto
- 1 cucchiaio di miele
- $\frac{1}{2}$ tazza di menta fresca

ISTRUZIONI:
a) In una grande ciotola, unisci tutta la frutta.
b) Versare il Prosecco, il succo d'arancia e il miele sulla frutta e mescolare con cura per unire.
c) Guarnire con menta e servire.

61. Insalata di frutta Mojito

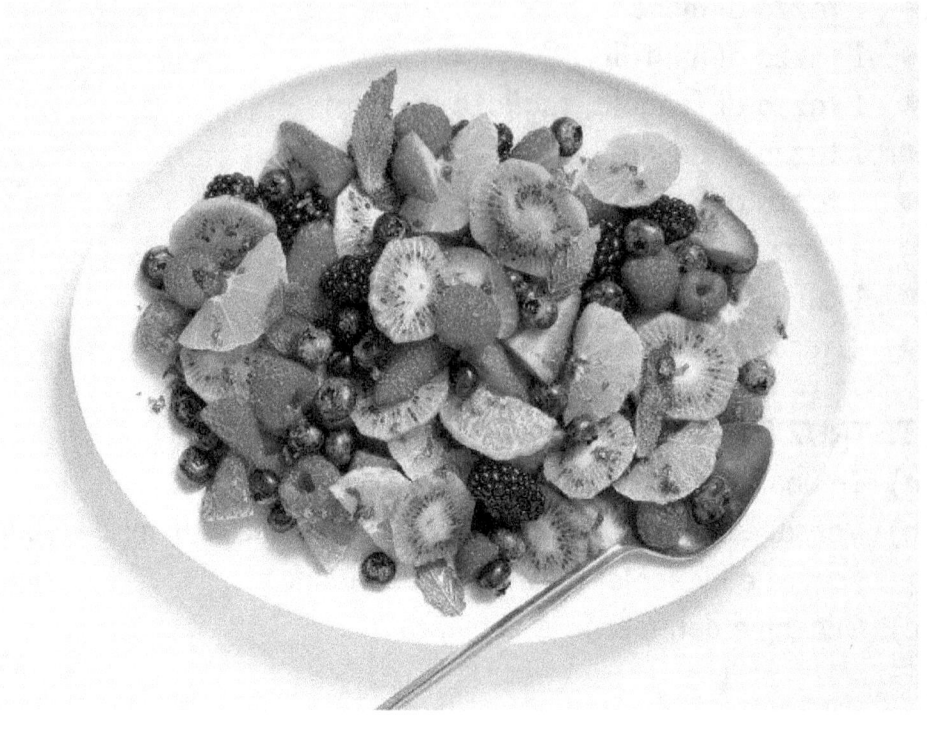

INGREDIENTI:

- 4 tazze di anguria tritata
- 1 libbra di fragole, tritate
- 6 once di lamponi
- 6 once di mirtilli
- $\frac{1}{4}$ di tazza di menta confezionata, tritata
- $\frac{1}{4}$ tazza di succo di lime fresco
- 3 cucchiai di zucchero a velo

ISTRUZIONI:

a) Aggiungi l'anguria, le fragole, i lamponi, i mirtilli e la menta in una ciotola capiente.
b) Mescolare il succo di lime e lo zucchero a velo in una piccola ciotola, quindi versare sopra la frutta e i frutti di bosco.
c) Mescolare delicatamente con una spatola, quindi lasciare riposare in frigorifero per almeno 15 prima di servire per consentire ai succhi naturali della frutta di iniziare a fuoriuscire.

62. Insalata di frutta Margherita

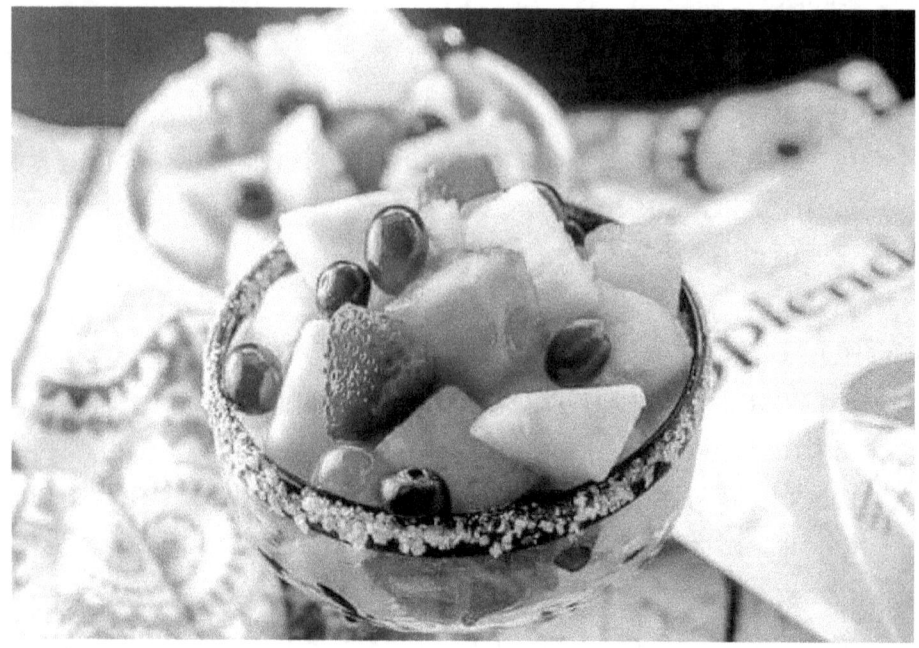

INGREDIENTI:

- 1 Cantalupo e melone, tagliati a pezzi
- 2 Arance e pompelmi, sbucciati e tagliati a pezzi
- 1 mango, sbucciato e tagliato a dadini
- 2 tazze di fragole, tagliate a metà
- ½ tazza di zucchero
- ⅓ tazza di succo d'arancia
- 3 cucchiai di tequila
- 3 cucchiai di liquore all'arancia
- 3 cucchiai di succo di lime
- 1 tazza di cocco fresco grattugiato grossolanamente

ISTRUZIONI:

a) Unire la frutta e mettere da parte. In un pentolino, cuocere lo zucchero e il succo d'arancia a fuoco medio-alto, mescolando, per 3 minuti o finché lo zucchero non si scioglie.
b) Mescolare la tequila, il liquore e il succo di lime. Leggermente fresco a temperatura ambiente.
c) Combinare con la frutta. Coprire e conservare in frigorifero per almeno due ore o durante la notte.
d) Poco prima di servire cospargere con cocco.

63. Insalata di riso con frutta e noci

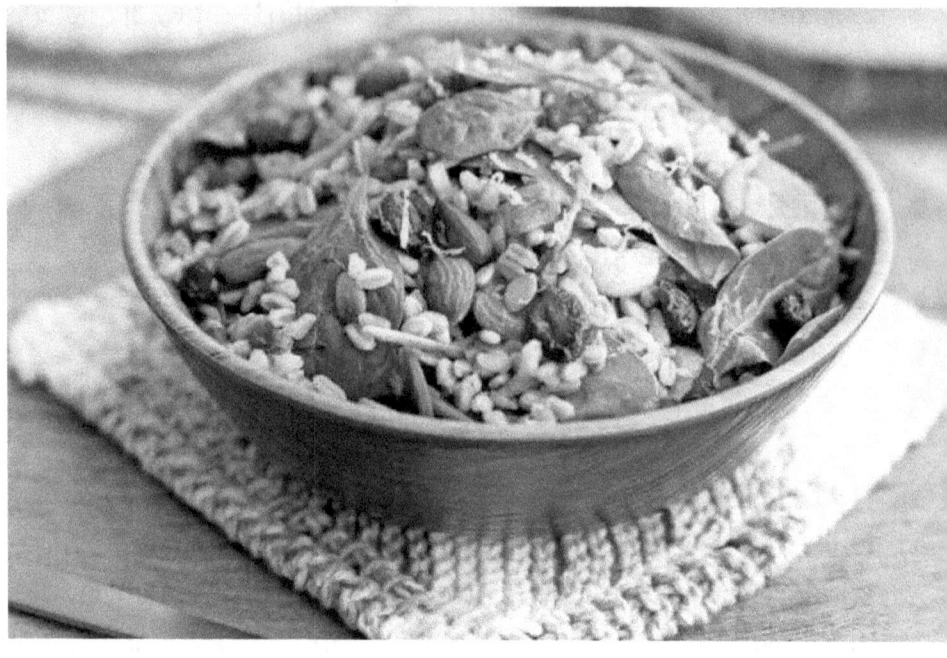

INGREDIENTI:

- Miscela di riso selvatico e cereali lunghi da 125 grammi, cotta
- Lattina da 298 grammi di spicchi di mandarino,
- 4 Cipolline, affettate diagonalmente
- $\frac{1}{2}$ peperone verde privato dei semi e affettato
- 50 grammi di uvetta
- 50 grammi di anacardi
- 15 grammi di mandorle a scaglie
- 4 cucchiai di succo d'arancia
- 1 cucchiaio di aceto di vino bianco
- 1 cucchiaio di olio
- 1 pizzico di noce moscata
- Sale e pepe nero appena macinato

ISTRUZIONI:

a) Mettete tutti gli ingredienti dell'insalata in una ciotola e mescolate bene.

b) In una ciotola separata mescolare insieme tutti gli ingredienti del condimento.

c) Versare il condimento sull'insalata, mescolare bene e trasferire su un piatto da portata.

64. Insalata di frutta con noci

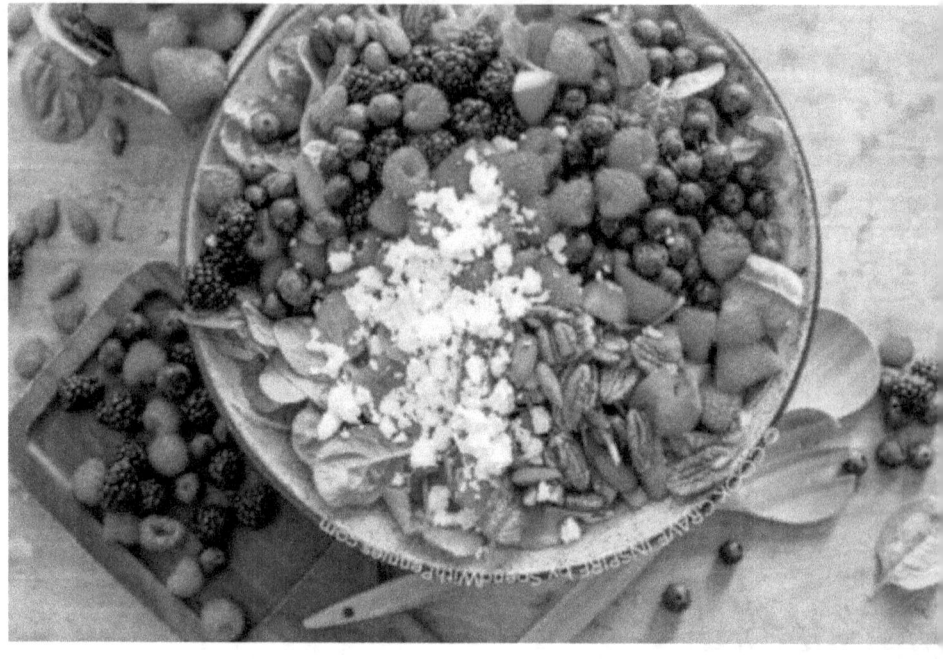

INGREDIENTI:

- 1 melone verde, piccolo
- 2 Arance
- 1 tazza di uva blu
- Foglie di lattuga
- 12 metà di noce
- 8 once di yogurt
- 1 cucchiaio di succo di limone
- 1 cucchiaio di succo d'arancia
- 1 cucchiaio di ketchup di pomodoro
- 2 cucchiai di latte evaporato
- Sale, trattino
- Pepe bianco, trattino

ISTRUZIONI:

a) Raccogli il melone con uno scavino. Tagliare la buccia delle arance, eliminare la membrana bianca e affettarle trasversalmente.
b) Tagliare l'uva a metà ed eliminare i semi. Foderare una ciotola di vetro con foglie di lattuga e disporre a strati sopra la lattuga le palline di melone, le fette d'arancia, l'uva e le noci.
c) Mescolare e amalgamare bene tutti gli ingredienti per il condimento. Regola i condimenti. Versare il condimento sulla frutta.
d) Lascia marinare gli ingredienti dell'insalata per 30 minuti.

65. Insalata semifreddo alla frutta

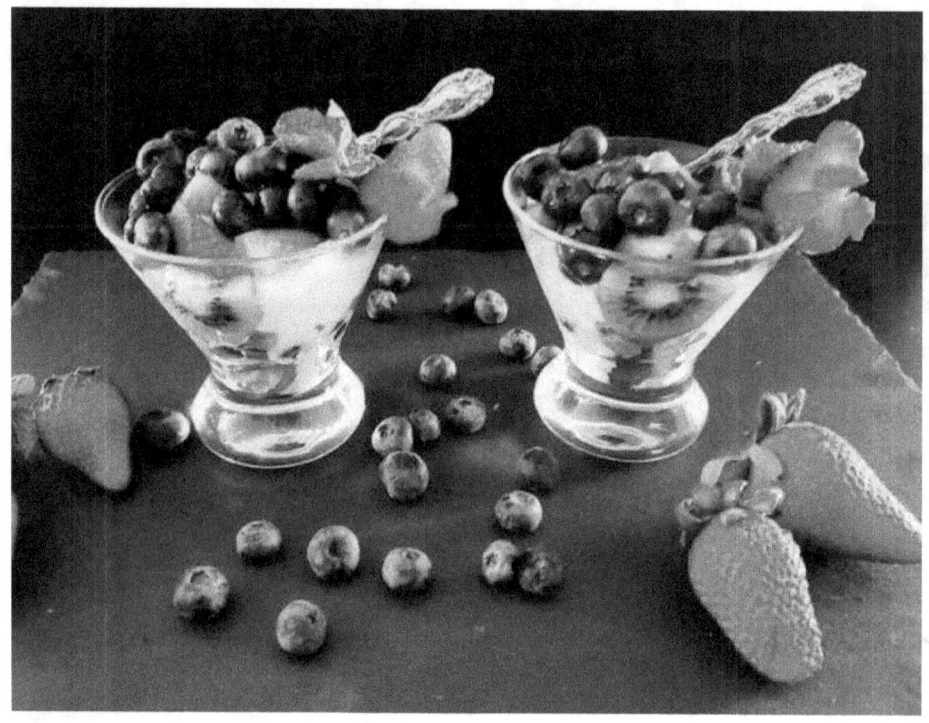

INGREDIENTI:
- 1 lattina grande di ananas tritato
- 1 lattina di ripieno per torta di ciliegie
- 1 lattina di latte condensato dolce
- 1 cartone grande di Cool Whip

ISTRUZIONI:
a) Può essere consumato morbido o leggermente ghiacciato, ma è più buono leggermente ghiacciato.
b) Puoi anche sostituire altri ripieni per torta come more, pesche o mirtilli.

CIOTOLE DI INSALATA VEGGIE ARCOBALENO

66. Insalata Arcobaleno

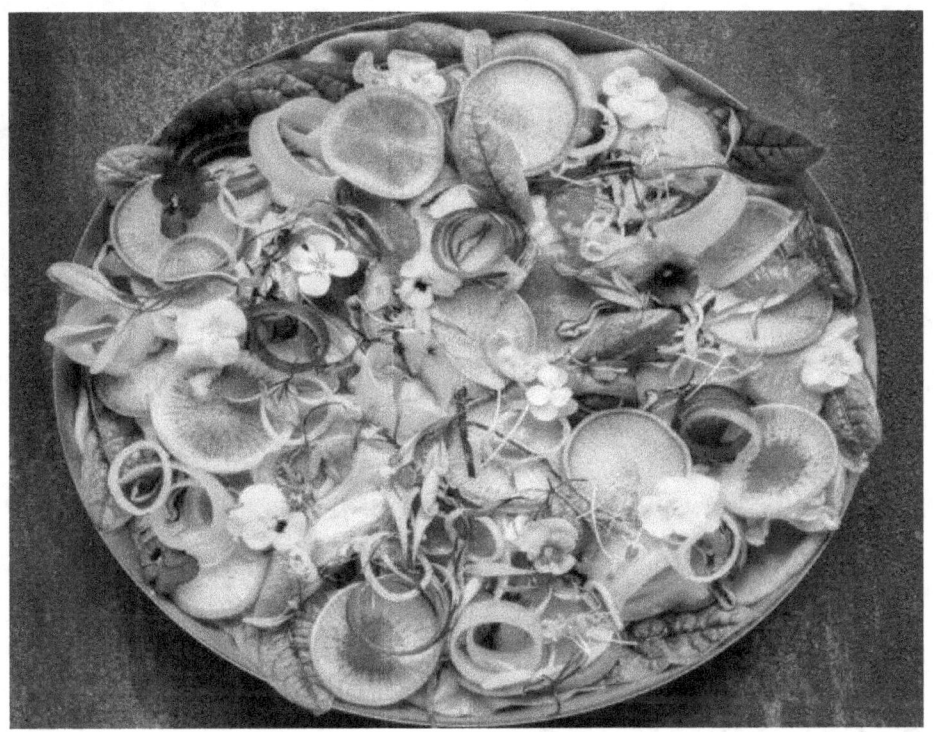

INGREDIENTI:
- Confezione da 5 once di lattuga cappuccio
- Confezione da 5 once di rucola
- Confezione da 5 once di mix piccante Microgreens
- 1 ravanello viola tagliato a fettine sottili
- 1/2 tazza di piselli dolci, tagliati a fettine sottili
- 1 ravanello verde, tagliato a fettine sottili
- 1/4 tazza di cavolo rosso, tritato
- 2 scalogni, tagliati ad anelli
- 1 ravanello di anguria, tagliato a fettine sottili
- 2 arance rosse, segmentate
- 3 carote arcobaleno, tagliate a nastri
- 1/2 tazza di succo di arancia rossa
- 1/2 bicchiere di olio extra vergine di oliva
- 1 cucchiaio di aceto di vino rosso
- 1 cucchiaio di origano secco
- 1 cucchiaio di miele
- Sale e pepe, due gusti
- per guarnire i fiori commestibili

ISTRUZIONI:
a) Mescolare l'olio d'oliva, l'aceto di vino rosso e l'origano in un contenitore. Aggiungere gli scalogni e lasciar marinare per almeno 2 ore sul bancone.
b) Metti da parte lo scalogno.
c) In un barattolo, sbatti insieme il succo d'arancia, l'olio d'oliva, il miele e un tocco di sale e pepe fino a ottenere un composto denso e liscio. Condite con sale e pepe a piacere.

d) Mescola il mix piccante di microgreens, lattuga e rucola con circa $\frac{1}{4}$ di tazza di vinaigrette in una ciotola molto grande.
e) Unisci le carote, i piselli, lo scalogno e gli spicchi d'arancia con metà dei ravanelli.
f) Assembla il tutto e aggiungi altra vinaigrette e fiori commestibili per finire.

67. Insalata di nasturzi e uva

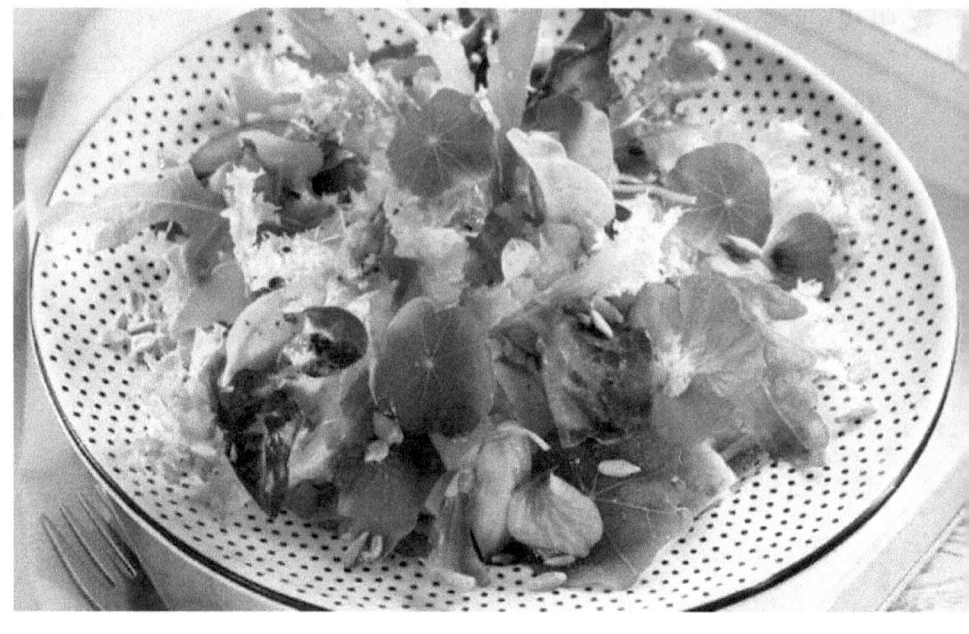

INGREDIENTI:
- 1 cespo di lattuga rossa
- 1 tazza di uva senza semi
- 8 foglie di nasturzio
- 16 fiori di nasturzio

VINAIGRETTE:
- 3 cucchiai di olio per insalata
- 1 cucchiaio di aceto di vino bianco
- 1 cucchiaino e mezzo di senape di Digione
- 1 pizzico di pepe nero

ISTRUZIONI:
a) Su ciascuno dei quattro piatti, disporre 5 foglie di lattuga rossa, $\frac{1}{4}$ di tazza di uva, 2 foglie di nasturzio e 4 fiori di nasturzio.
b) Sbattere insieme tutti gli ingredienti della vinaigrette in una ciotola.
c) Cospargere uniformemente il condimento su ogni insalata.
d) Servire immediatamente.

68. Insalata di viola del pensiero

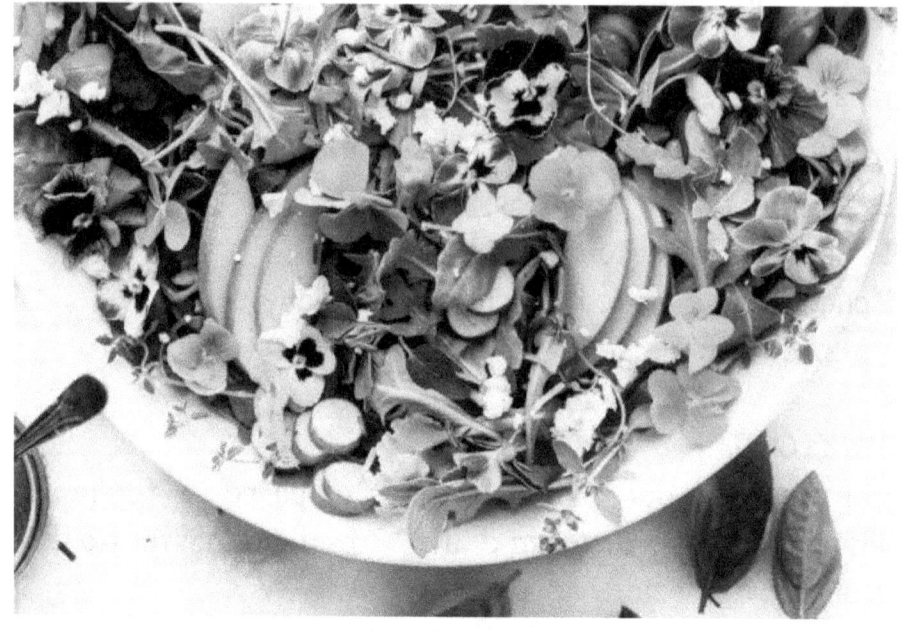

INGREDIENTI:
- 6 tazze di rucola baby
- 1 mela, affettata molto sottilmente
- 1 carota
- ¼ cipolla rossa, affettata molto sottilmente
- una manciata di erbe fresche assortite come basilico, origano, timo, solo foglie
- 2 once di formaggio di capra cremoso, usa pistacchi tritati per vegani
- Viole del pensiero, gambo rimosso

VINAIGRETTE
- ¼ di tazza di arancia rossa
- 3 cucchiai di olio d'oliva
- 3 cucchiai di aceto di champagne
- pizzico di sale

ISTRUZIONI
a) Sbatti insieme la vinaigrette, aggiustando gli ingredienti secondo i tuoi gusti.
b) Metti le verdure in un'ampia insalatiera.
c) Sbucciare e tagliare la carota a listarelle sottili utilizzando un pelapatate.
d) Aggiungere alle verdure insieme alle fette di mela, alla cipolla e alle erbe aromatiche.
e) Condire con il condimento e guarnire l'insalata con briciole di formaggio di capra e viole del pensiero.
f) Servire immediatamente.

69. Insalata verde con fiori commestibili

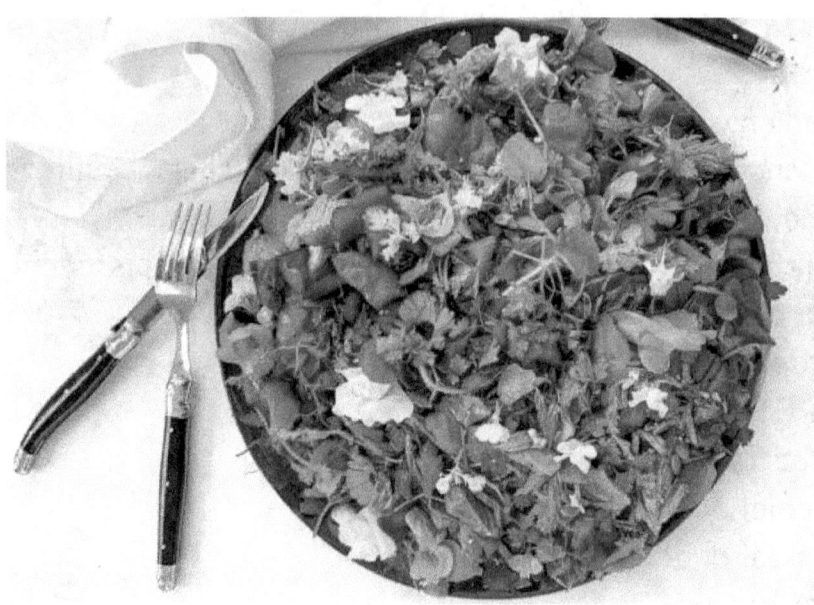

INGREDIENTI:
- 1 cucchiaino di aceto di vino rosso
- 1 cucchiaino di senape di Digione
- 3 cucchiai di olio extravergine di oliva
- Sale grosso e pepe macinato fresco
- 5 ½ once di insalata tenera per bambini
- 1 confezione di viole o altri fiori commestibili non spruzzati

ISTRUZIONI
a) Unisci l'aceto e la senape in una ciotola.
b) Sbattere gradualmente l'olio, quindi condire il condimento con sale e pepe.
c) Condisci il condimento con le verdure e aggiungi i fiori. Servire immediatamente.

70. Insalata estiva con tofu e fiori commestibili

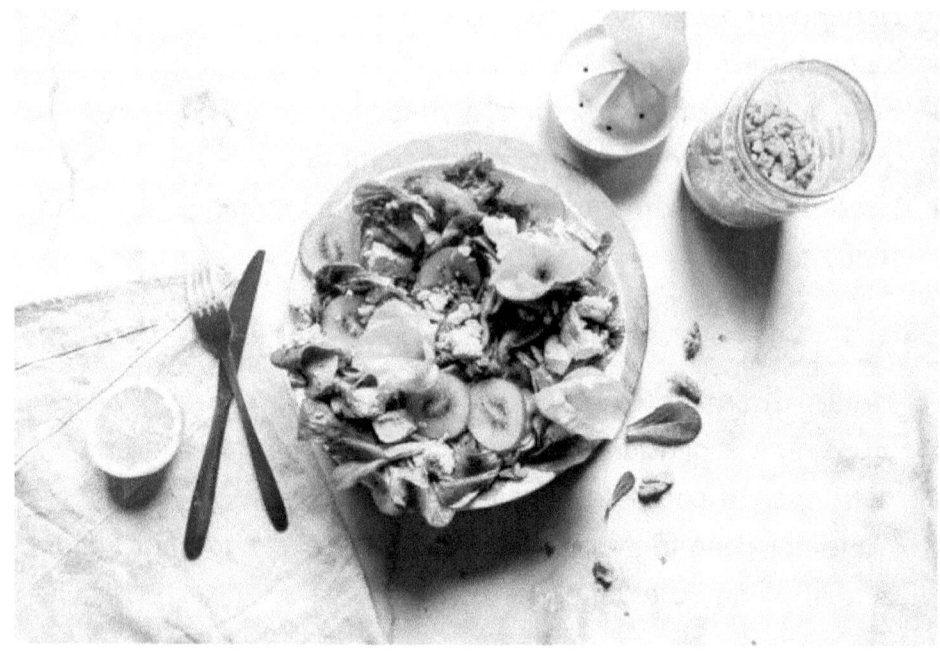

INGREDIENTI:
PER L'INSALATA ESTIVA:
- 2 cespi di lattuga al burro
- 1 libbra di valeriana
- 2 kiwi dorati usano il verde se il dorato non è disponibile
- 1 manciata di fiori commestibili opzionale: ho usato l'enotera del mio giardino
- 1 manciata di noci
- 2 cucchiaini di semi di girasole facoltativi
- 1 limone

PER LA FETA AL TOFU:
- 1 blocco di tofu che ho usato extra-duro
- 2 cucchiai di aceto di mele
- 2 cucchiai di succo di limone fresco
- 2 cucchiai di aglio in polvere
- 2 cucchiai di cipolla in polvere
- 1 cucchiaino di aneto fresco o secco
- 1 pizzico di sale

ISTRUZIONI
a) In una ciotola tagliate a cubetti il tofu extra sodo, aggiungete tutti gli altri ingredienti e schiacciateli con una forchetta.
b) Mettete in un contenitore chiuso e conservate in frigo per un paio d'ore.
c) Per servire, disponete le foglie più grandi sul fondo della vostra ciotola grande: la lattuga al burro e la valeriana sopra.
d) Affettate i kiwi e posizionateli sopra le foglie di lattuga.
e) Spargi nella ciotola alcune noci e semi di girasole.

f) Scegli con cura i tuoi fiori commestibili. Disponeteli delicatamente intorno alla vostra insalata.
g) Togliete il tofu feta dal frigo, a questo punto dovreste riuscire a tagliarlo/sbriciolarlo. Metti dei pezzi grandi tutt'intorno.
h) Spremete mezzo limone dappertutto e portate in tavola l'altra metà per aggiungerne un po'.

CIOTOLE POKE ARCOBALENO

71. Poke Bowl con frutti di drago e salmone

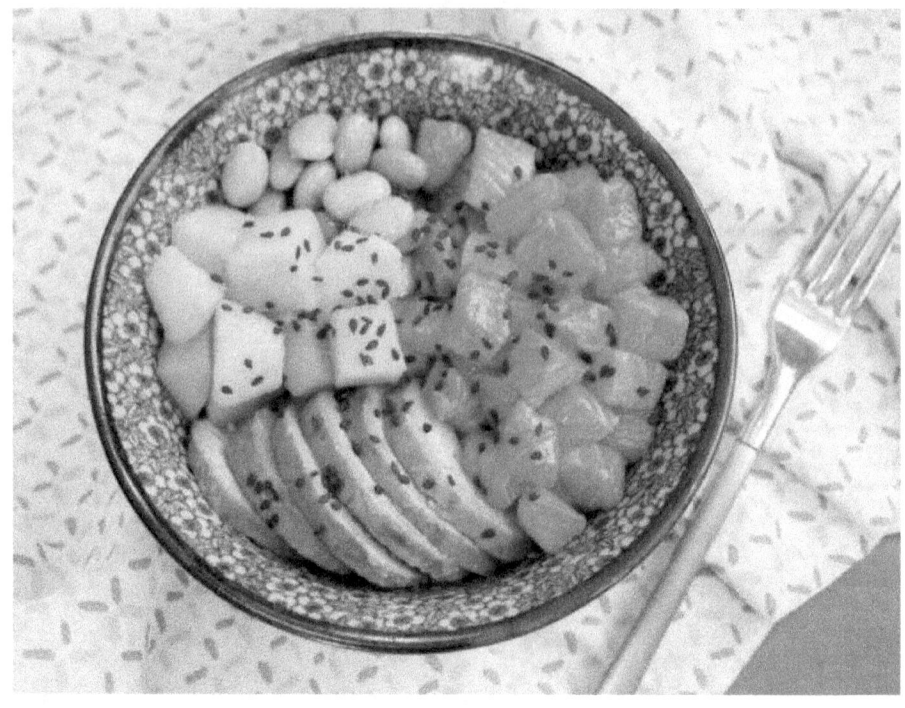

INGREDIENTI:

- 1 frutto del drago
- 1 libbra di salmone per sushi, a cubetti
- ½ tazza di cetriolo a fette
- ½ tazza di avocado a fette
- ¼ tazza di scalogno affettato
- 2 cucchiai di salsa di soia
- 2 cucchiai di aceto di riso
- 1 cucchiaio di olio di sesamo
- Sale e pepe a piacere
- Riso cotto, per servire

ISTRUZIONI:

a) Tagliare il frutto del drago a metà ed estrarre la polpa.
b) In una grande ciotola, unisci il salmone, il cetriolo, l'avocado e lo scalogno.
c) In una ciotola separata, sbatti insieme la salsa di soia, l'aceto di riso, l'olio di sesamo, il sale e il pepe.
d) Incorporate il condimento al composto di salmone finché non sarà ben amalgamato.
e) Piega la polpa del frutto del drago.
f) Servire su riso cotto.

72. Ahi Poke hawaiano

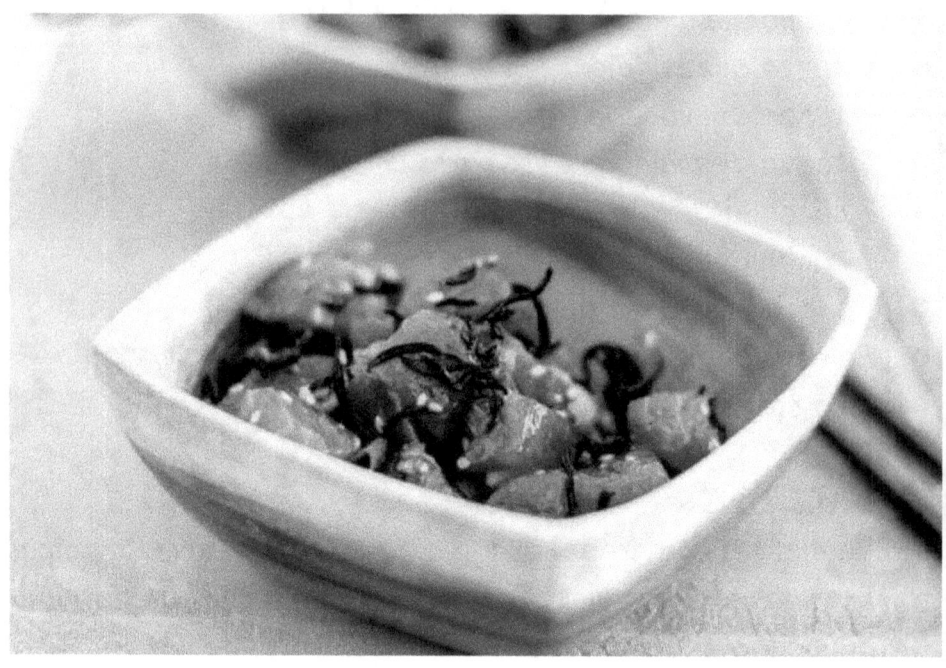

INGREDIENTI:
- 1 libbra ahi, tagliata a cubetti da 1 pollice
- 2 cucchiai di cipolla verde affettata
- 2 cucchiai di limu kohu tritato grossolanamente
- 1 cucchiaio di cipolla dolce di Maui tagliata finemente
- 1 cucchiaino di cannella
- Sale hawaiano a piacere
- Opzionale: 1-3 peperoncini hawaiani, tagliati finemente
- Noci Kukui tostate, 4 once (113 g)
- Sale marino bianco delle Hawaii delle Isole Hawaii, sacchetto da 2 libbre

ISTRUZIONI:
a) Metti l'ahi in una ciotola di dimensioni medio-grandi.
b) Aggiungere gli ingredienti e mescolare delicatamente per unire.

73. Poke Bowl di tonno e mango

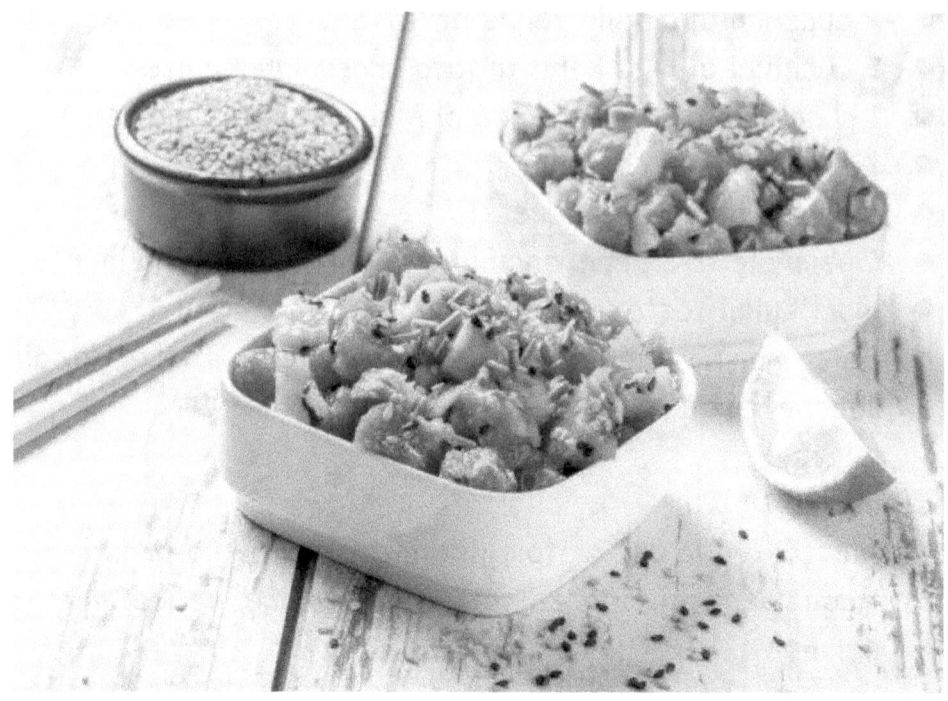

INGREDIENTI:
- 60 ml di salsa di soia ($\frac{1}{4}$ di tazza + 2 cucchiai)
- 30 ml di olio vegetale (2 cucchiai)
- 15 ml di olio di sesamo (1 cucchiaio)
- 30 ml miele (2 cucchiai)
- 15 ml di Sambal Oelek (1 cucchiaio, vedi nota)
- 2 cucchiaini di zenzero fresco grattugiato (vedi nota)
- 3 scalogni, affettati sottili (parti bianche e verdi)
- 454 grammi di tonno ahi tipo sushi (1 libbra), tagliato a cubetti da $\frac{1}{4}$ o $\frac{1}{2}$ pollice
- 2 tazze di riso per sushi, cotto secondo le indicazioni sulla confezione (sostituirlo con altro riso o cereali)

CONDIMENTI FACOLTATIVI:
- Avocado a fette
- Cetriolo a fette
- fagioli di soia
- Zenzero marinato
- Mango tagliato a dadini
- Patatine fritte o wonton
- semi di sesamo

ISTRUZIONI:
a) In una ciotola media, sbatti insieme salsa di soia, olio vegetale, olio di sesamo, miele, Sambal Oelek, zenzero e scalogno.
b) Aggiungete al composto il tonno tagliato a cubetti e fate mantecare. Lasciare marinare la miscela in frigorifero per almeno 15 minuti o fino a 1 ora.
c) Per servire, versare il riso per sushi nelle ciotole, guarnire con il poke di tonno marinato e aggiungere i condimenti desiderati.

d) Ci sarà della salsa extra da condire sui condimenti; servirlo a parte.

74. Poke Bowl di tonno piccante

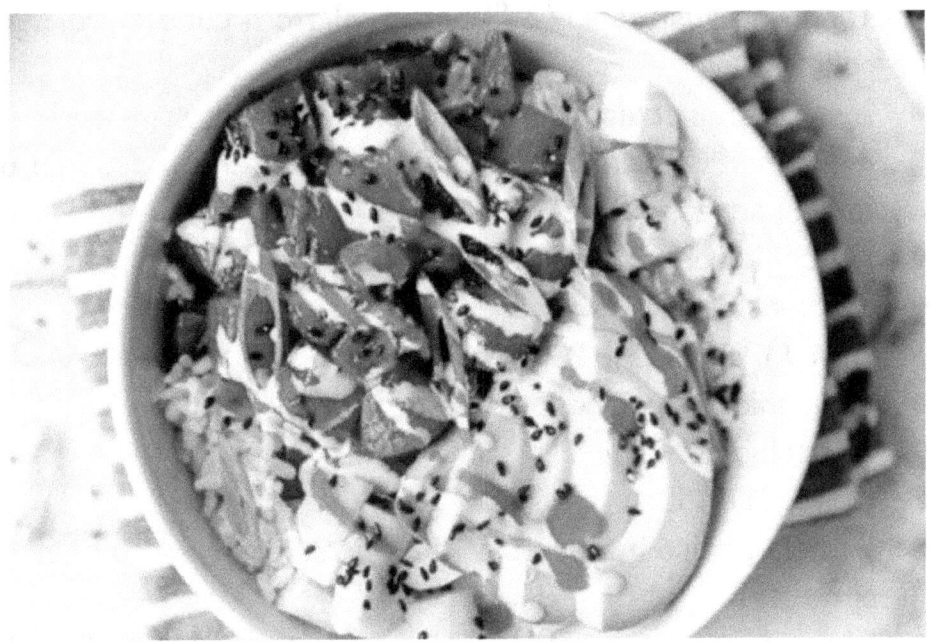

INGREDIENTI:
PER IL TONNO:
- Tonno da sushi da 1/2 libbra, tagliato a cubetti da 1/2 pollice
- 1/4 tazza di scalogno affettato
- 2 cucchiai di salsa di soia a ridotto contenuto di sodio o tamari senza glutine
- 1 cucchiaino di olio di sesamo
- 1/2 cucchiaino di sriracha

PER LA MAIONESE PICCANTE:
- 2 cucchiai di maionese leggera
- 2 cucchiaini di salsa sriracha

PER LA CIOTOLA:
- 1 tazza di riso integrale cotto a grani corti o riso bianco per sushi
- 1 tazza di cetrioli, sbucciati e tagliati a cubetti da 1/2 pollice
- 1/2 avocado Hass medio (3 once), affettato
- 2 scalogni, affettati per guarnire
- 1 cucchiaino di semi di sesamo nero
- Soia a ridotto contenuto di sodio o tamari senza glutine, per servire (facoltativo)
- Sriracha, per servire (facoltativo)

ISTRUZIONI:
a) In una piccola ciotola, unire la maionese e la sriracha, diluendo con un po' d'acqua a filo.
b) In una ciotola media, unisci il tonno con lo scalogno, la salsa di soia, l'olio di sesamo e la sriracha. Mescolare delicatamente per unire e mettere da parte mentre si preparano le ciotole.

c) In due ciotole, mettere a strati metà del riso, metà del tonno, avocado, cetriolo e scalogno.
d) Condire con maionese piccante e cospargere di semi di sesamo. Servire con salsa di soia extra a parte, se lo si desidera.
e) Goditi i sapori audaci e speziati di questa deliziosa Poke Bowl di tonno piccante!

75. Poke Bowl di salmone Shoyu e maionese piccante

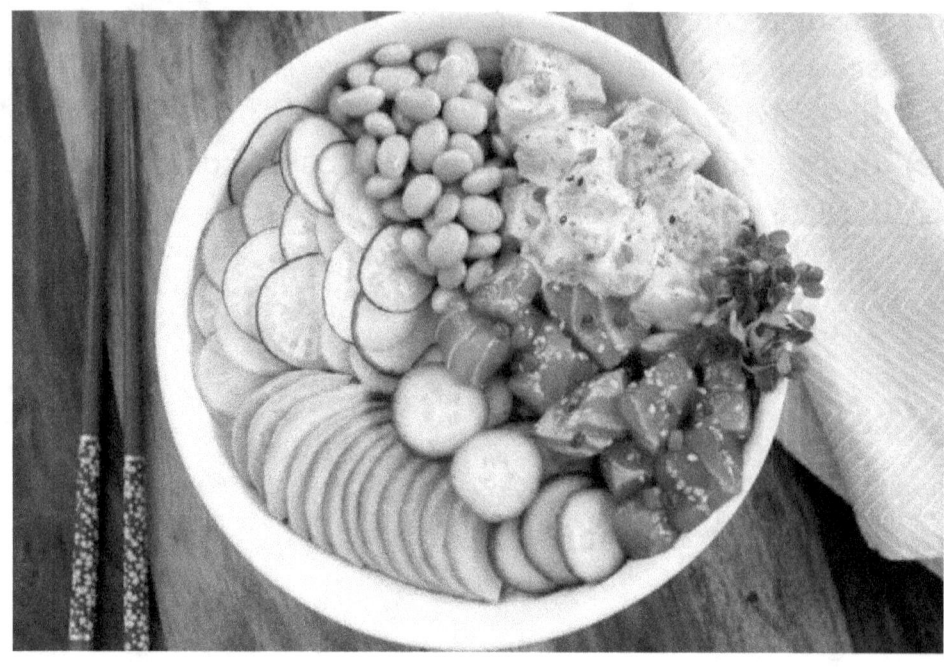

INGREDIENTI:
- 10 once di salmone o tonno di qualità sashimi, tagliato a cubetti e diviso a metà
- 2 porzioni di riso, preferibilmente riso giapponese a grani corti
- Condimento per furikake

MARINATA SHOYU PER 5 OZ DI PESCE:
- 1 cucchiaio di salsa di soia giapponese
- $\frac{1}{2}$ cucchiaino di olio di sesamo
- $\frac{1}{2}$ cucchiaino di semi di sesamo tostati
- 1 cipolla verde, tritata
- $\frac{1}{4}$ Cipolla dolce piccola, affettata sottilmente (facoltativa)

MAIONESE PICCANTE PER 5 OZ DI PESCE:
- 1 cucchiaio di maionese Kewpie
- 1 cucchiaino di salsa di peperoncino dolce
- $\frac{1}{4}$ cucchiaino di Sriracha
- $\frac{1}{4}$ cucchiaino di olio di peperoncino La-Yu o olio di sesamo
- Un pizzico di sale marino
- 1 cipolla verde, tritata
- 1 cucchiaino di Tobiko, facoltativo

IDEE OTTIMALI:
- Edamame sgusciato
- Avocado
- Insalata piccante di granchio
- Cetrioli giapponesi, affettati sottili
- Insalata di alghe
- Ravanelli, affettati sottili
- Masago
- Zenzero sottaceto

- Wasabi
- Cipolle fritte croccanti
- Germogli di ravanello
- Shichimi Togarashi

ISTRUZIONI:
MARINATA SHOYU:
a) In una ciotola, unire la salsa di soia giapponese, l'olio di sesamo, i semi di sesamo tostati, le cipolle verdi tritate, la cipolla dolce a fette (opzionale) e 5 once di salmone a cubetti.

b) Mescolare per unire e riporre in frigorifero mentre si preparano gli altri ingredienti.

MAIONESE PICCANTE:
c) In una ciotola, unisci la maionese Kewpie, la salsa di peperoncino dolce, la Sriracha, l'olio di peperoncino La-Yu, un pizzico di sale marino, le cipolle verdi tritate. Regola i livelli delle spezie a piacere aggiungendo più Sriracha se lo desideri. Aggiungi 5 once di salmone a cubetti, mescola per unire e mettilo in frigorifero.

MONTAGGIO:
d) Metti il riso in due ciotole da portata, cospargilo con il condimento Furikake.

e) Completa le ciotole di riso con salmone Shoyu, salmone piccante con maionese, cetriolo, avocado, ravanelli, edamame e qualsiasi altro condimento preferito.

76. Ciotole per poke di granchio californiani

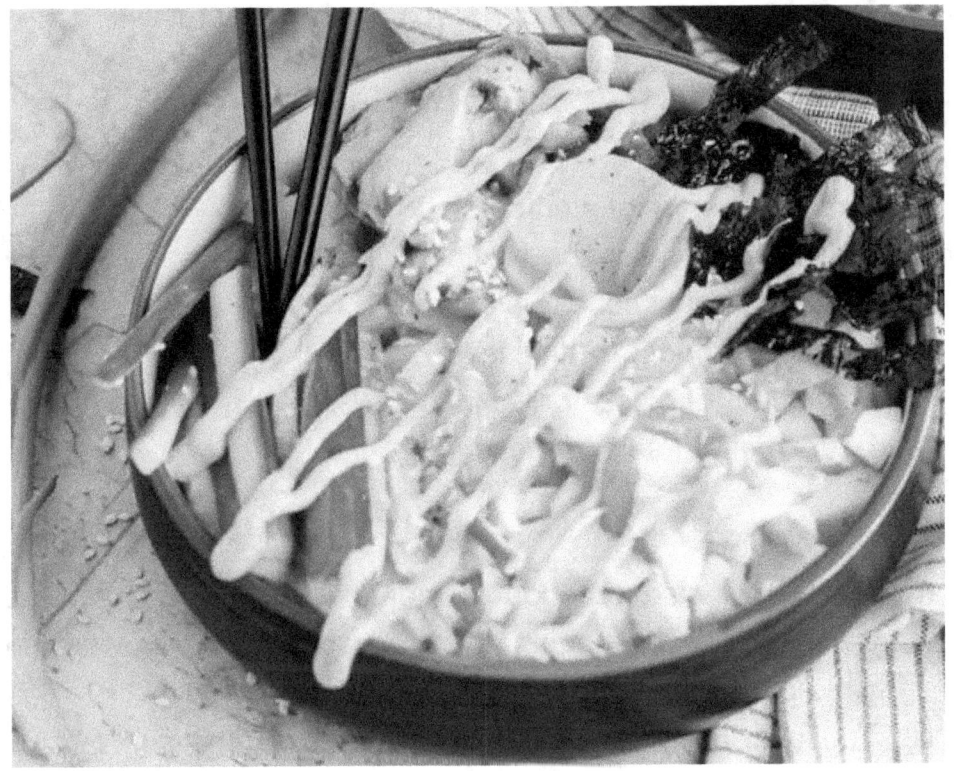

INGREDIENTI:

- 2 tazze di riso basmati o gelsomino
- 1 confezione di snack a strisce di alghe tostate
- 1 tazza di finta polpa di granchio
- ½ mango
- ½ avocado
- ½ tazza di cetriolo inglese
- ¼ di tazza di jalapeño tagliato a dadini
- 4 cucchiai di maionese piccante
- 3 cucchiai di aceto di riso
- 2 cucchiai di glassa balsamica
- 1 cucchiaio di semi di sesamo

ISTRUZIONI:

a) Cuocere il riso secondo le indicazioni sulla confezione. Una volta cotto, aggiungete l'aceto di riso e mettetelo nella ciotola.

b) Tagliare il mango e le verdure a dadini molto fini. Affetta i jalapenos per una croccantezza piccante. Adagiateli sopra il riso.

c) Aggiungere nella ciotola la polpa di granchio imitazione tagliata finemente.

d) Cospargere la maionese piccante e la glassa balsamica sulla ciotola per aggiungere sapore. Completare con semi di sesamo e strisce di alghe.

e) Godere!

77. Ciotole piccanti di granchio

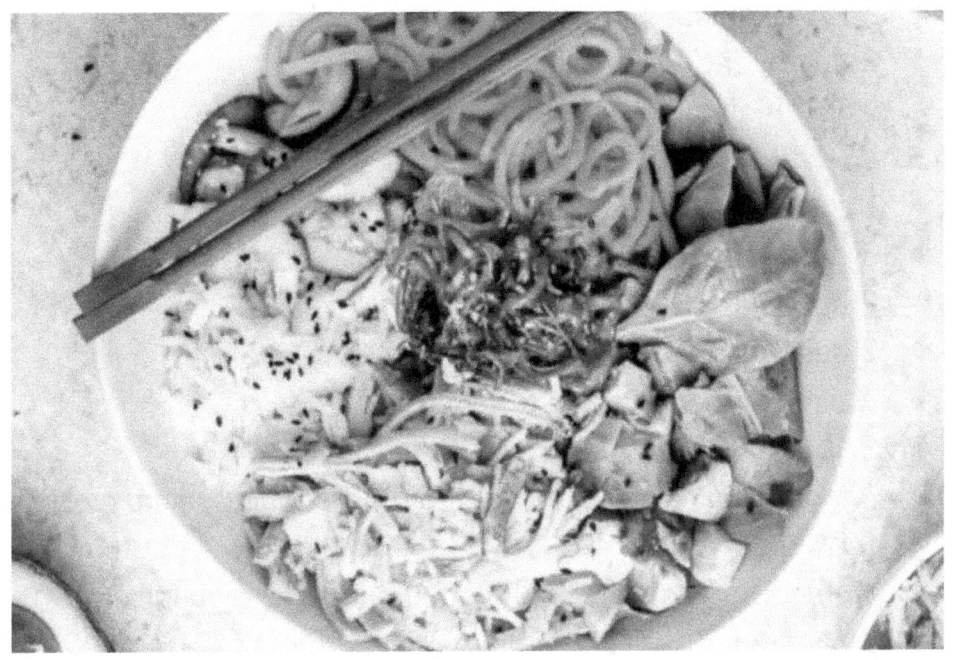

INGREDIENTI:
RISO PER SUSHI:
- 1 tazza di riso per sushi a grana corta
- 2 cucchiai di aceto di riso
- 1 cucchiaino di zucchero

SALSA PER POKE BOWL:
- 1 cucchiaio di zucchero di canna
- 3 cucchiai di mirin
- 2 cucchiai di aceto di riso
- 3 cucchiai di salsa di soia
- $\frac{1}{4}$ cucchiaino di amido di mais

INSALATA PICCANTE DI GRANCHIO:
- 8 once di polpa di granchio imitazione, sminuzzata o tritata
- ⅓ tazza di maionese (alla giapponese se disponibile)
- 2 cucchiai di sriracha, più o meno a piacere

POKE BOWLS (USA QUELLE CHE PREFERISCI):
- Insalata di alghe
- Scalogno affettato
- Cetrioli a fette
- Carote alla julienne
- Avocado a cubetti
- Foglie di spinaci freschi
- Daikon sottaceto o altri sottaceti giapponesi
- olio di sesamo
- semi di sesamo

ISTRUZIONI:
PREPARARE IL RISO PER SUSHI:
a) Cuocere il riso per sushi secondo le indicazioni sulla confezione. Una volta cotte irroratele con aceto di riso

e zucchero. Mescolare delicatamente per unire. Lasciare raffreddare leggermente il riso.

PREPARA LA SALSA POKE BOWL:

b) Sbattere insieme lo zucchero di canna, il mirin, l'aceto di riso, la salsa di soia e l'amido di mais in una casseruola fredda. Scaldate la salsa a fuoco medio, portatela a ebollizione e lasciate cuocere a fuoco lento per un minuto. Mescolare durante questo processo. Spegnete il fuoco e lasciate raffreddare la salsa mentre preparate gli altri ingredienti della ciotola .

PREPARARE L'INSALATA PICCANTE DI GRANCHIO:

c) In una ciotola, unisci la finta polpa di granchio, la maionese e la sriracha. Regola la sriracha o la maionese a tuo piacimento.

d) Conservare in frigorifero fino al momento dell'uso.

ASSEMBLARE LE POKE BOWL:

e) Creare una base con riso e/o spinaci freschi in ciotole poco profonde. Completare con granchio piccante e condimenti aggiuntivi a scelta.

f) Versare la salsa poke preparata sulle ciotole assemblate. Aggiungi un tocco di olio di sesamo e cospargi i semi di sesamo per aggiungere sapore.

g) Servire immediatamente con ingredienti freddi su riso caldo. Goditi la deliziosa miscela di granchio piccante, riso sushi e salsa dolce di poke bowl di soia!

78. Ciotole cremose di gamberetti Sriracha

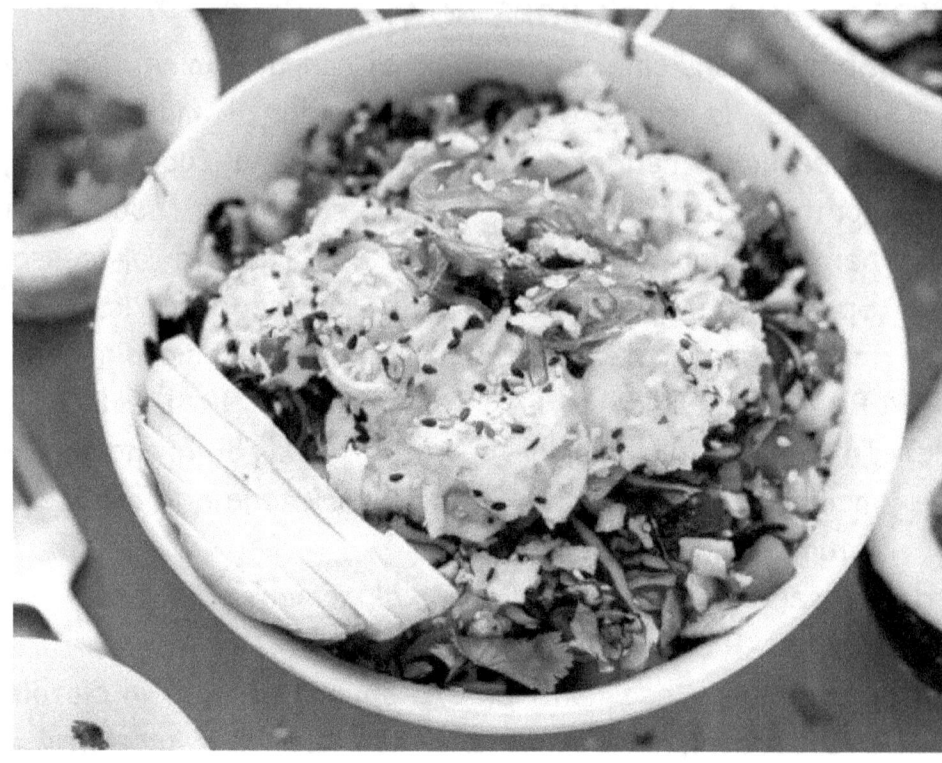

INGREDIENTI:
PER LE POKE BOWL:
- 1 libbra di gamberetti cotti
- 1 foglio di nori, tagliato a strisce
- 1 avocado, affettato
- 1 confezione di insalata di alghe
- 1/2 peperone rosso, tagliato a dadini
- 1/2 tazza di cavolo rosso, tagliato a fette sottili
- 1/3 di tazza di coriandolo, tritato finemente
- 2 cucchiai di semi di sesamo
- 2 cucchiai di strisce di wonton

PER IL RISO SUSHI:
- 1 tazza di riso per sushi cotto (circa 1/2 tazza secco – vedere la confezione per la quantità di acqua, solitamente 1 tazza e 1/2)
- 2 cucchiai di zucchero
- 2 cucchiai di aceto di vino di riso

PER LA SALSA CREMOSA SRIRACHA:
- 1 cucchiaio di sriracha
- 1/2 tazza di panna acida

PER IL MAIS ALLA CITRONELLA:
- 1/2 tazza di mais
- 1/2 gambo di citronella, tagliato a fettine sottili
- 1 spicchio d'aglio, tritato
- 1 cucchiaio di salsa di soia

ISTRUZIONI:
PREPARARE IL RISO PER SUSHI:
a) Cuocere il riso per sushi in un cuociriso o secondo le indicazioni sulla confezione. A cottura ultimata

aggiungere lo zucchero e l'aceto di riso, mescolando per ricoprire.

Salsa Sriracha cremosa:

b) Mescolare insieme la sriracha e la panna acida. Immergi i gamberi in questa salsa. Utilizzare gamberetti precotti oppure scongelare gamberetti crudi congelati e farli bollire in acqua per 2-3 minuti.

Mais alla citronella:

c) Soffriggere il mais, la salsa di soia, l'aglio e la citronella a fuoco medio-alto per 5-6 minuti fino a cottura ultimata.

ASSEMBLARE LE POKE BOWL:

d) Aggiungi il riso sushi in ogni ciotola, quindi aggiungi uno strato di gamberetti e tutti gli altri condimenti, comprese strisce di nori, fette di avocado, insalata di alghe, peperoncino a dadini, cavolo rosso a fette sottili, coriandolo, semi di sesamo e strisce di wonton.

e) Mescolare il tutto nella ciotola, assicurandosi che i gamberi cremosi ricoperti di sriracha siano distribuiti uniformemente.

79. Poke Bowl di pesce e wasabi

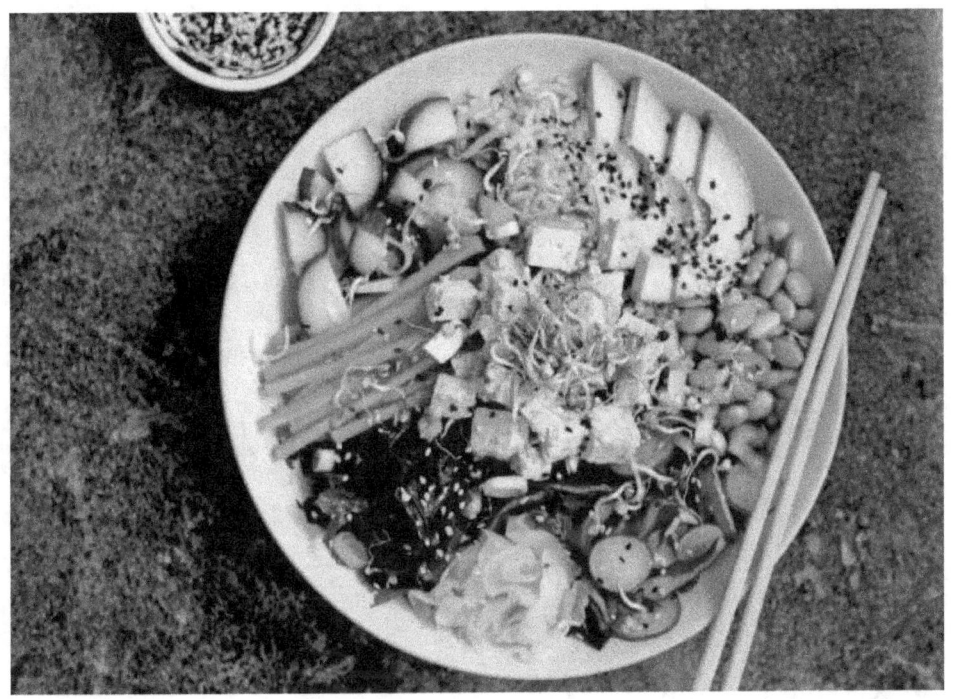

INGREDIENTI:
PER IL PESCE:
- 1 filetto di salmone o tonno (assicuratevi che sia di qualità sashimi/sushi, sicuro da consumare crudo!) oppure usate salmone affumicato, pollo cotto, gamberetti, ecc.
- ⅓ tazza di aminoacidi al cocco
- ¼ di tazza di succo d'arancia conforme
- Wasabi conforme
- 1 pacchetto (2 cucchiai) di salsa all'avocado Ranch di Tessemae

PER LA CIOTOLA:
- Riso al cavolfiore (cotto o crudo)
- Cetriolo a dadini
- Mango tagliato a dadini
- Ananas a cubetti
- Cipolla rossa a cubetti
- Cipolla verde
- Carote Tritate
- Piselli a spezzatino
- Le opzioni e la versatilità sono infinite!

ISTRUZIONI:
PREPARARE IL PESCE:
a) Sfilettare il pesce se non è già stato fatto.
b) Tagliare il pesce a cubetti.

PREPARA LA MARINATA:
c) In una piccola ciotola, mescolare insieme gli aminoacidi di cocco, il succo d'arancia, il wasabi e il condimento per avocado Ranch di Tessemae.

d) Marinare i cubetti di pesce in questa miscela per 10-15 minuti.

Assemblare la ciotola:

e) Usa tanti o pochi frutti e verdure come preferisci. È la tua poke bowl!
f) Unisci il riso di cavolfiore, il cetriolo a cubetti, il mango a cubetti, l'ananas a cubetti, la cipolla rossa a cubetti, la cipolla verde, le carote tagliuzzate e i piselli a cubetti in una ciotola.
g) Disporre delicatamente i cubetti di pesce marinato sopra le verdure assemblate e il riso al cavolfiore.

80. Poke Bowl di tonno Keto Ahi piccante

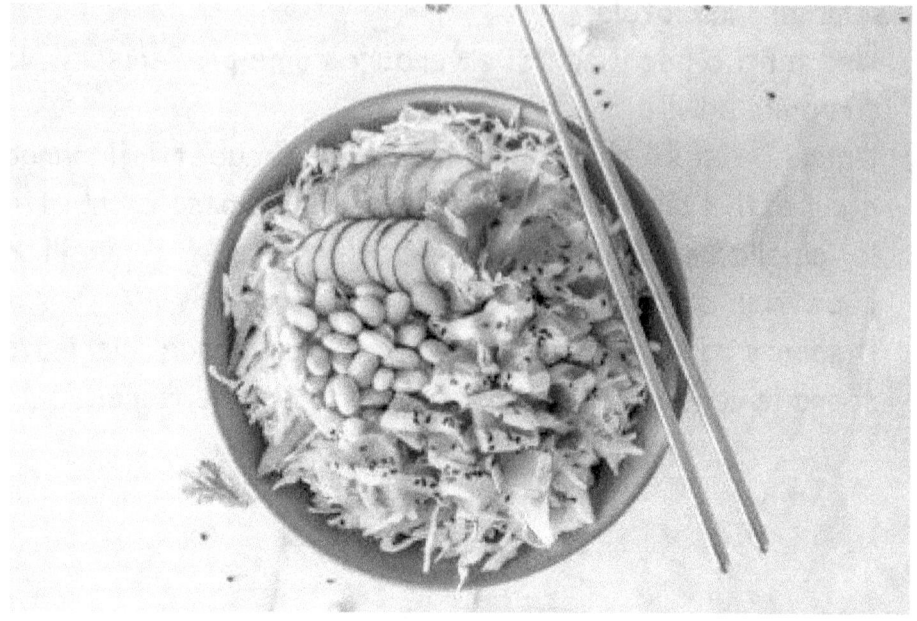

INGREDIENTI:
- Kit Ahi Tuna Poke da 1 libbra di Vital Choice
- 1 lotto di maionese asiatica dolce e piccante (ricetta sotto)

CONDIMENTI E GUARNIZIONI FACOLTATIVI:
- Riso al cavolfiore
- Riso Zero Carboidrati
- Edamame sgusciato biologico
- Cavolo tritato
- Carote tritate
- Carote fermentate
- Funghi marinati
- Cipolle dolci
- Avocado
- Cipolle verdi affettate
- Semi di sesamo nero
- Cetriolo
- Ravanelli
- Coriandolo

ISTRUZIONI:
PREPARARE LA MAIONESE ASIATICA DOLCE E PICCANTE:
a) In una piccola ciotola, prepara una dose di maionese asiatica dolce e piccante secondo la ricetta fornita. Accantonare.

ASSEMBLA LA POKE BOWL:
b) Disporre i condimenti e le guarnizioni opzionali di propria scelta in una ciotola.
c) Metti il tonno a cubetti per sushi (dal kit Ahi Tuna Poke) sopra gli ingredienti disposti nella ciotola.

d) Versare la salsa di maionese asiatica dolce e piccante sulla parte superiore della poke bowl.

81. Salmone e Kimchi con Mayo Poke

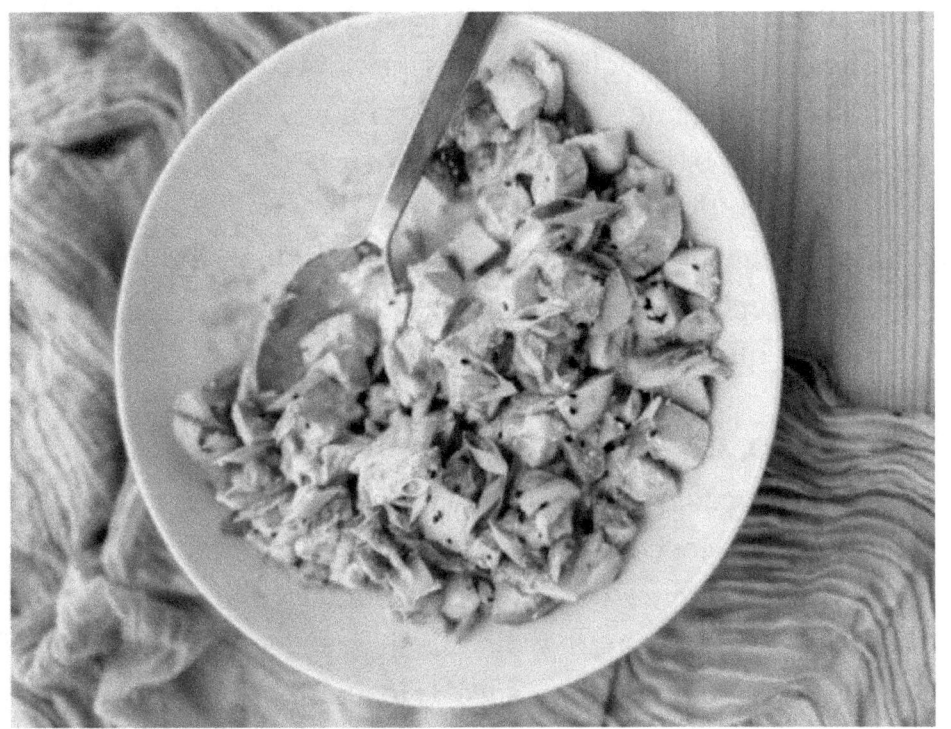

INGREDIENTI:

- 2 cucchiaini. salsa di soia
- 1 cucchiaino. zenzero fresco grattugiato
- 1/2 cucchiaino. aglio tritato finemente
- 1 libbra salmone, tagliato a pezzi da 3/4 pollici
- 1 cucchiaino. olio di sesamo tostato
- 1/2 tazza di kimchi tritato
- 1/2 tazza di scalogno tagliato a fettine sottili (solo la parte verde)
- Salare due chiavi

ISTRUZIONI:

a) In una piccola ciotola, unisci la salsa di soia, lo zenzero e l'aglio. Mescola e lascia riposare lo zenzero e l'aglio per circa 5 minuti affinché si addolciscano.

b) In una ciotola media, condisci il salmone con l'olio di sesamo finché non sarà ricoperto uniformemente: questo eviterà che l'acidità del kimchi "cuocia" il pesce. Aggiungere il composto di kimchi, scalogno e salsa di soia.

c) Piegare delicatamente fino a quando non sarà completamente miscelato. Assaggia e aggiungi sale secondo necessità; se il tuo kimchi è già ben stagionato, potresti non aver bisogno di sale.

d) Servire immediatamente oppure coprire bene e conservare in frigorifero per un giorno. Se lasciate marinare il poke, assaggiatelo nuovamente poco prima di servire; potrebbe essere necessario condirlo con un pizzico di sale.

82. Poke di salmone al kimchi

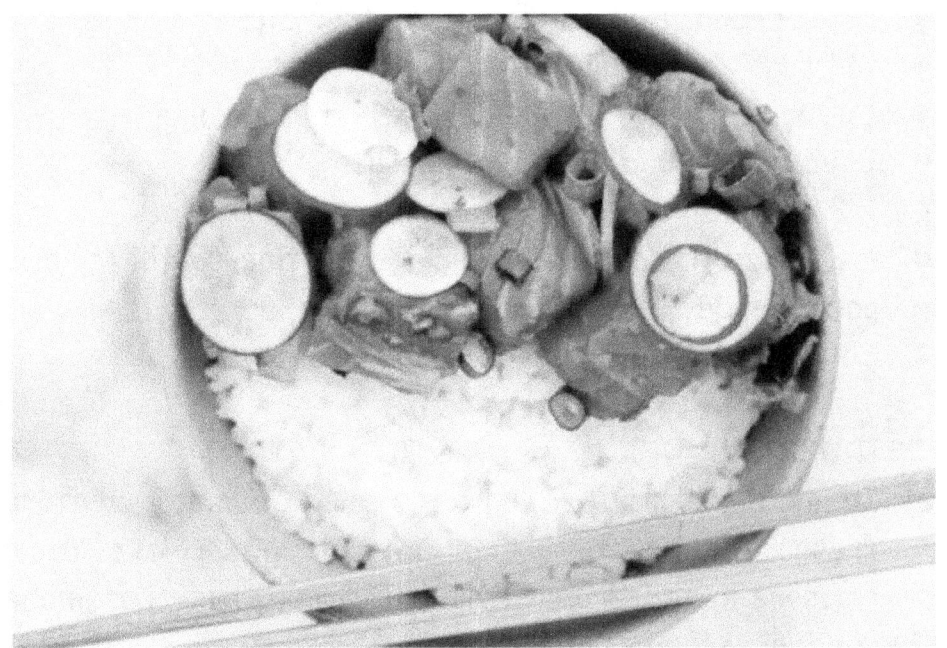

INGREDIENTI:

- 2 cucchiaini. salsa di soia
- 1 cucchiaino. zenzero fresco grattugiato
- 1/2 cucchiaino. aglio tritato finemente
- 1 libbra salmone, tagliato a pezzi da 3/4 pollici
- 1 cucchiaino. olio di sesamo tostato
- 1/2 tazza di kimchi tritato
- 1/2 tazza di scalogno tagliato a fettine sottili (solo la parte verde)
- Salare due chiavi

ISTRUZIONI:

a) In una piccola ciotola, unisci la salsa di soia, lo zenzero fresco grattugiato e l'aglio tritato. Mescola e lascia riposare lo zenzero e l'aglio per circa 5 minuti affinché si addolciscano.

b) In una ciotola media, gettare il salmone con olio di sesamo tostato fino a ricoprirlo uniformemente. Ciò impedisce all'acidità del kimchi di "cuocere" il pesce.

c) Aggiungere il kimchi tritato, gli scalogni affettati sottilmente e il composto di salsa di soia nella ciotola con il salmone. Piegare delicatamente fino a quando non sarà completamente miscelato.

d) Assaggia il poke e aggiungi sale secondo necessità. Se il kimchi è già ben condito, potrebbe non essere necessario aggiungere sale.

e) Servire immediatamente oppure coprire bene e conservare in frigorifero per un giorno. In caso di marinatura, assaggiare nuovamente prima di servire e aggiustare di sale se necessario.

83. Poke Bowl di tonno scottato

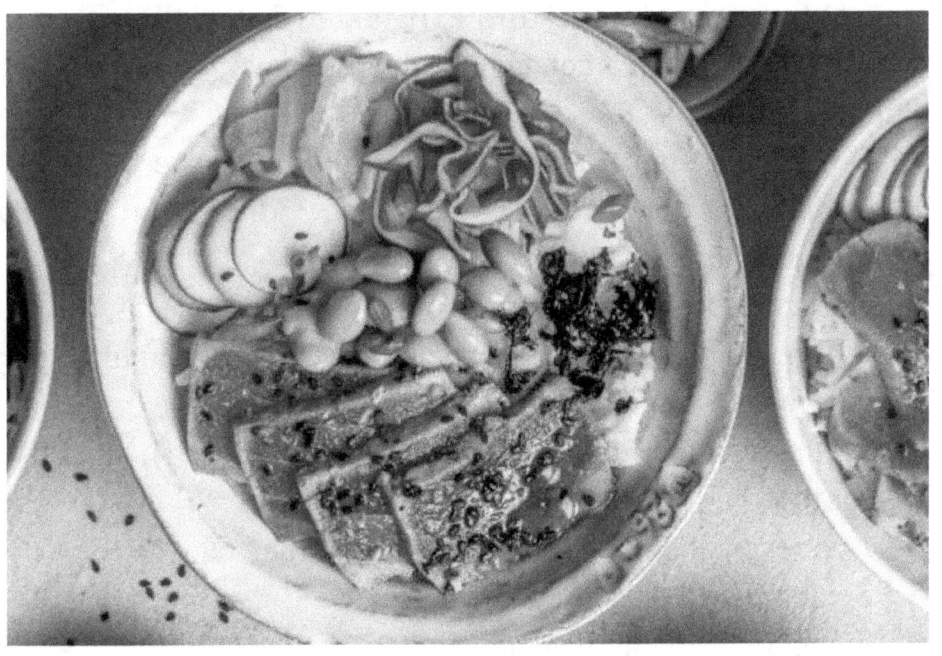

INGREDIENTI:
PER IL POKE
- 1 libbra di tonno scottato e Tataki di Irresistibles
- Riso bianco cotto con cui servire il poke

PER LA MARINATA
- ¼ tazza di cipolla dolce, affettata sottilmente
- 1 scalogno, tagliato di sbieco (circa ¼ di tazza) più altro per guarnire
- 2 spicchi d'aglio, tritati
- 2 cucchiaini di semi di sesamo nero tostati più altri per guarnire
- 2 cucchiaini di anacardi (tostati e non salati), tritati e tostati
- 1 peperoncino rosso tritato più altro per guarnire
- 3 cucchiai di salsa di soia
- 2 cucchiai di olio di sesamo
- 2 cucchiaini di aceto di riso
- 1 cucchiaino di succo di lime
- 1 cucchiaio di sriracha più altro per servire
- ¼ cucchiaino di sale marino
- ½ cucchiaino di fiocchi di peperoncino (facoltativo)

OPZIONI DI GUARNIZIONE EXTRA
- Cetriolo a fette
- Ravanelli a fette
- Cavolo a fette
- Fiocchi di alghe
- Avocado affettato
- fagioli di soia

ISTRUZIONI:

a) Unisci tutti gli ingredienti della marinata in una ciotola capiente e aggiungi le fette di tonno scottate e mescola delicatamente per ricoprirle.
b) Coprire e conservare in frigorifero per 10-30 minuti.
c) Togliere dal frigorifero e servire su un letto di riso bianco insieme a qualsiasi guarnizione desiderata e un po' di salsa piccante/sriracha a parte.

CIOTOLE DI SUSHI ARCOBALENO

84. Tazze di sushi arancioni

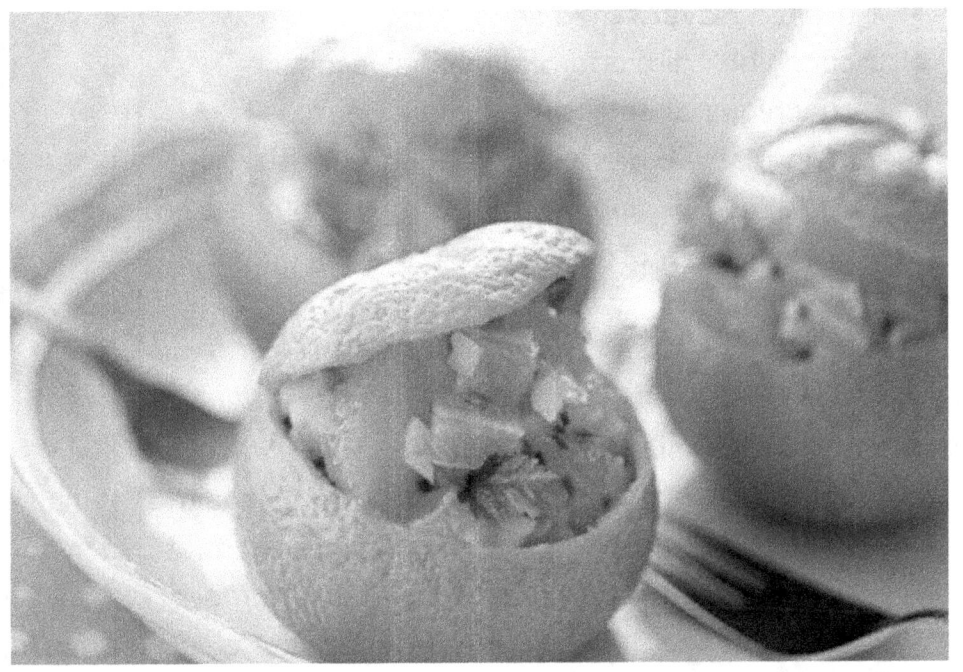

INGREDIENTI:
- 1 tazza di riso sushi tradizionale preparato
- 2 arance Navel senza semi
- 2 cucchiaini di pasta di prugne raccolte
- 2 cucchiaini di semi di sesamo tostati
- 4 grandi foglie di shiso o foglie di basilico
- 4 cucchiaini di cipolle verdi tritate, solo le parti verdi
- 4 bastoncini di granchio finti, stile di gioco
- 1 foglio di nori

ISTRUZIONI:
a) Preparare il riso per sushi.
b) Tagliare le arance a metà in modo incrociato. Rimuovi una piccola fetta dal fondo di ciascuna metà in modo che ciascuna sia posizionata piatta sul tagliere. Usa un cucchiaio per rimuovere l'interno da ciascuna metà. Prenota eventuali succhi, polpa e segmenti per un altro uso come la salsa Ponzu.
c) Immergi i polpastrelli nell'acqua e metti circa 2 cucchiai di riso per sushi preparato all'interno di ogni ciotola arancione.
d) Spalmare $\frac{1}{2}$ cucchiaino di pasta di prugne sott'aceto sul riso. Aggiungi altri 2 cucchiai di strato di riso in ciascuna delle ciotole. Cospargere $\frac{1}{2}$ cucchiaino di semi di sesamo tostati sul riso.
e) Metti una foglia di shiso nell'angolo di ogni ciotola. Metti 1 cucchiaino di cipolle verdi davanti alle foglie di shiso in ogni ciotola. Prendi i finti bastoncini di granchio e strofinali tra i palmi delle mani per sminuzzarli oppure usa un coltello per tagliarli a pezzetti. Metti un bastoncino di granchio sopra ogni ciotola.

f) Per servire, tagliare l'alga nori a pezzetti di fiammifero con un coltello. Top ogni ciotola con alcuni brandelli di nori. Servire con salsa di soia.

85. Ciotola di sushi saltata in padella

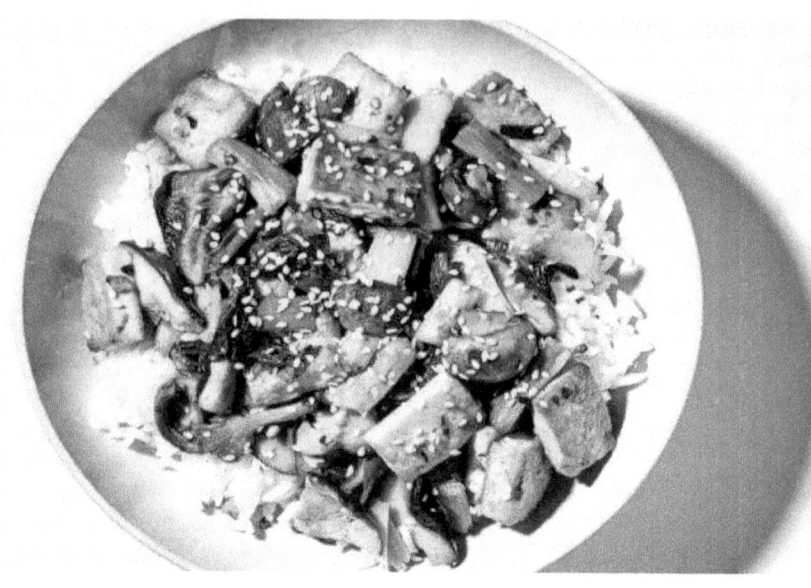

INGREDIENTI:
- 1 tazza e $\frac{1}{2}$ di riso per sushi
- 4 grandi foglie di lattuga al burro
- $\frac{1}{2}$ tazza di arachidi tostate, tritate grossolanamente
- 4 cucchiaini di cipolle verdi tritate, solo le parti verdi
- 4 funghi shiitake grandi, privati del gambo e tagliati a fettine sottili
- Mix Di Tofu Piccante
- $\frac{1}{2}$ carota, tagliata a spirale o tritata

ISTRUZIONI:
a) Preparate il mix di riso sushi e tofu piccante.
b) Disporre le foglie di lattuga al burro su un vassoio da portata.
c) Mescolare insieme il riso sushi preparato, le arachidi tostate, le cipolle verdi tritate e le fette di funghi shiitake in una ciotola media.
d) Dividete il riso misto nelle "ciotole" di lattuga.
e) Metti delicatamente il riso nella ciotola di lattuga.
f) Dividere la miscela di tofu piccante tra le ciotole di lattuga.
g) Completare ciascuno con alcuni turbinii o brandelli di carota.
h) Servire le ciotole saltate in padella con un po' di sciroppo di soia zuccherato.

86. Ciotola per sushi con uova, formaggio e fagiolini

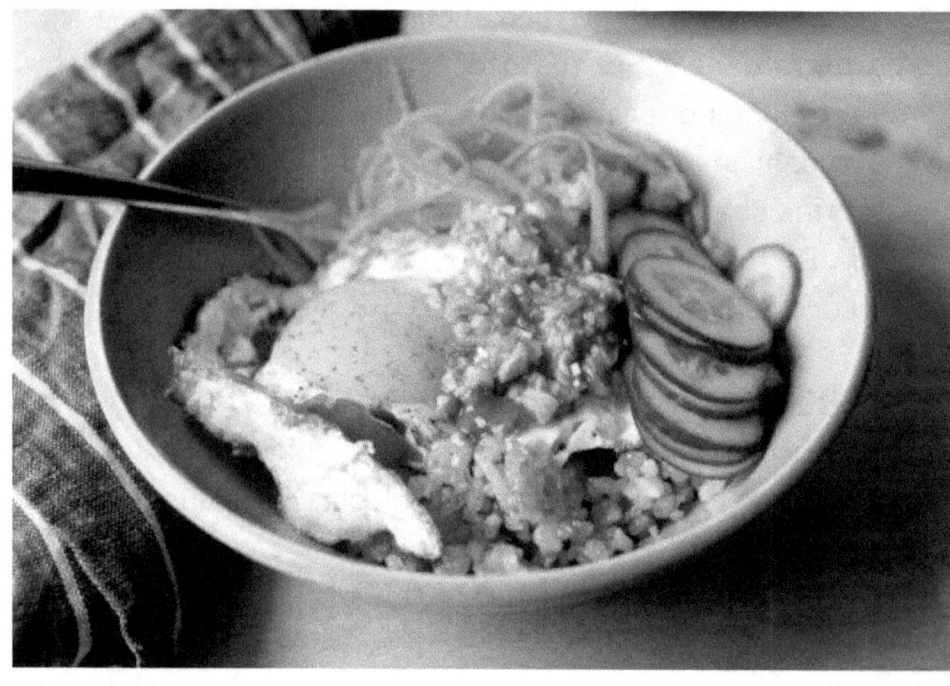

INGREDIENTI:
- 1 tazza e ½ di riso sushi tradizionale preparato
- 10 fagiolini verdi, sbollentati e tagliati a listarelle
- 1 foglio di frittata giapponese, tagliato a brandelli
- 4 cucchiai di formaggio di capra, sbriciolato
- 2 cucchiaini di cipolle verdi tritate, solo le parti verdi

ISTRUZIONI:
a) Preparare il foglio di riso per sushi e frittata giapponese.
b) Bagnare la punta delle dita prima di aggiungere ¾ tazza di riso per sushi in ogni ciotola.
c) Appiattire delicatamente la superficie del riso in ogni ciotola.
d) Dividere i fagiolini, i brandelli di uova di frittata e il formaggio di capra nelle 2 ciotole secondo uno schema accattivante.
e) Per servire, cospargere 1 cucchiaino di cipolle verdi in ogni ciotola.

87. Ciotola di sushi alla pesca

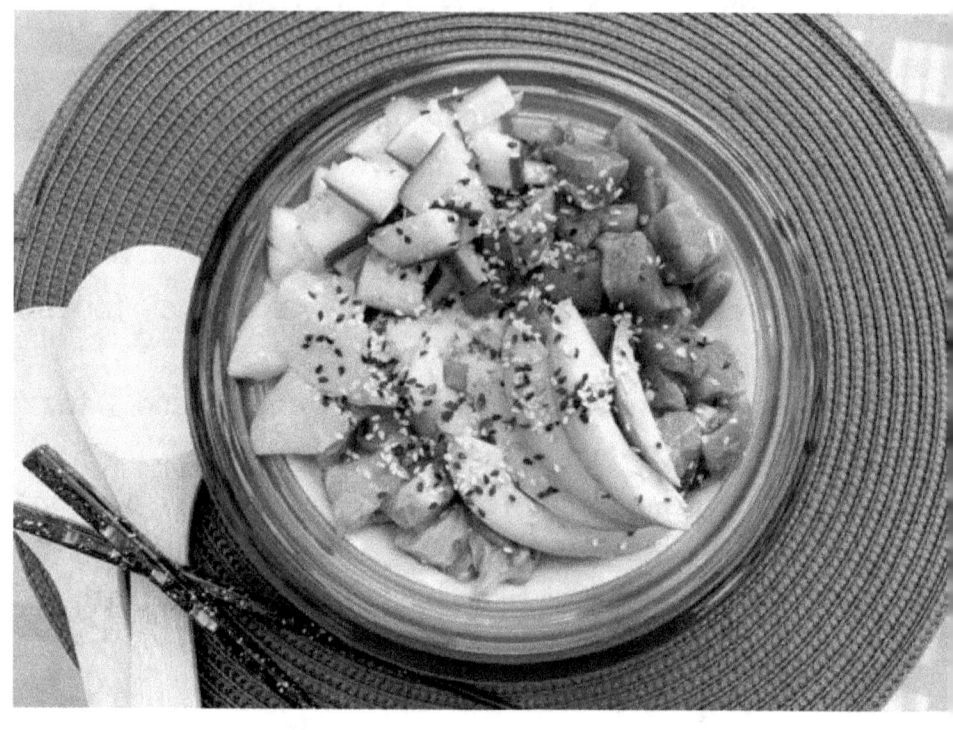

INGREDIENTI:
- 2 tazze di riso sushi tradizionale preparato
- 1 pesca grande, senza semi e tagliata in 12 spicchi
- ½ tazza di salsa di riso per sushi
- ½ cucchiaino di salsa all'aglio e peperoncino
- Spruzzata di olio di sesamo scuro
- 1 mazzetto di crescione, privato dei gambi spessi

CONDIMENTI FACOLTATIVI
- Avocado
- Salmone
- Tonno

ISTRUZIONI:
a) Preparare il riso per sushi e il condimento extra per riso per sushi.
b) Metti gli spicchi di pesca in una ciotola media. Aggiungi il condimento per riso al sushi, la salsa all'aglio e peperoncino e l'olio di sesamo scuro.
c) Date una bella passata alle pesche nella marinata, prima di coprirle.
d) Lascia riposare le pesche a temperatura ambiente nella marinata per almeno 30 minuti e fino a 1 ora.
e) Bagnare la punta delle dita prima di mettere ½ tazza di riso per sushi preparato in ogni ciotola.
f) Appiattire delicatamente la superficie del riso.
g) Dividere uniformemente i condimenti secondo uno schema attraente sopra ogni ciotola, consentendo 3 fette di pesca per porzione.
h) Servire con una forchetta e salsa di soia per immersione.

88. Ciotola di sushi Ratatouille

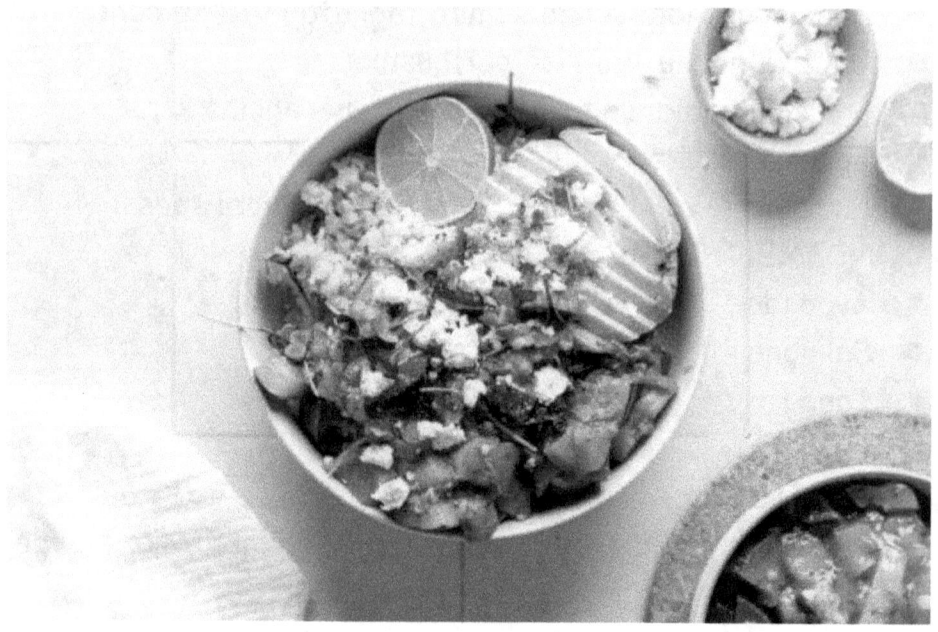

INGREDIENTI:
- 2 tazze di riso sushi tradizionale preparato
- 4 pomodori grandi, sbollentati e pelati
- 1 cucchiaio di cipolla verde tritata, solo le parti verdi
- $\frac{1}{2}$ melanzana giapponese piccola, arrostita e tagliata a cubetti
- 4 cucchiai di cipolle fritte
- 2 cucchiai di salsa per noodle al sesamo

ISTRUZIONI:
a) Preparare il condimento per riso sushi e noodles al sesamo.
b) Metti il riso per sushi, le cipolle verdi, le melanzane, le cipolle fritte e il condimento per noodle al sesamo in una ciotola media e mescola bene.
c) Taglia via la parte superiore di ogni pomodoro e scava la parte centrale.
d) Versare $\frac{1}{2}$ tazza della miscela mista di riso per sushi in ogni ciotola di pomodoro.
e) Usa il dorso del cucchiaio per appiattire delicatamente il riso.
f) Servire le ciotole di pomodoro con una forchetta.

89. Ciotola di sushi di tofu fritto croccante

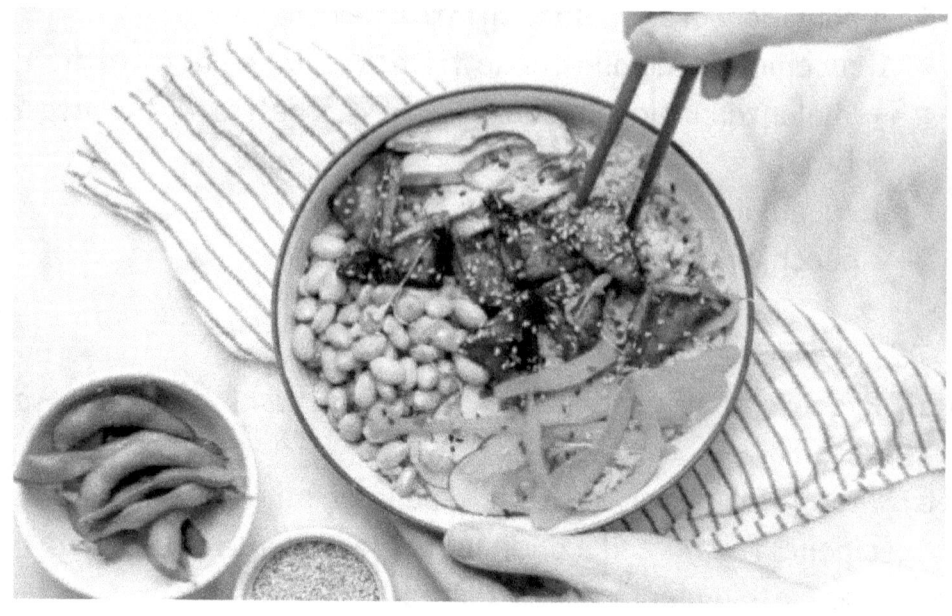

INGREDIENTI:
- 4 tazze di riso sushi tradizionale preparato
- 6 once di tofu sodo, tagliato a fette spesse
- 2 cucchiai di fecola di patate o amido di mais
- 1 albume grande, mescolato con 1 cucchiaino di acqua
- ½ tazza di pangrattato
- 1 cucchiaino di olio di sesamo scuro
- 1 cucchiaino di olio da cucina
- ½ cucchiaino di sale
- Una carota, tagliata in 4 fiammiferi
- ½ avocado, tagliato a fettine sottili
- 4 cucchiai di chicchi di mais, cotti
- 4 cucchiaini di cipolle verdi tritate, solo le parti verdi
- 1 nori, tagliato a strisce sottili

ISTRUZIONI:
a) Preparare il riso per sushi.
b) Metti le fette tra strati di carta assorbente o strofinacci puliti e mettici sopra una ciotola pesante.
c) Lasciare scolare le fette di tofu per almeno 10 minuti.
d) Riscalda il forno a 180°C.
e) Immergere le fette di tofu sgocciolate nella fecola di patate.
f) Mettete le fette nel composto di albumi e giratele per ricoprirle.
g) Mescolare insieme il panko, l'olio di sesamo scuro, il sale e l'olio da cucina in una ciotola media.
h) Premere leggermente un po' della miscela di panko su ciascuna fetta di tofu.
i) Disporre le fette su una teglia ricoperta con carta da forno.

j) Cuocere per 10 minuti, quindi girare le fette.
k) Cuocere per altri 10 minuti o fino a quando il rivestimento del panko sarà croccante e dorato.
l) Togliere le fette dal forno e lasciarle raffreddare leggermente.
m) Raccogli 4 piccole ciotole da portata. Bagnare la punta delle dita prima di aggiungere ¾ tazza di riso per sushi in ogni ciotola.
n) Appiattire delicatamente la superficie del riso in ogni ciotola. Dividere le fette di tofu panko nelle 4 ciotole.
o) Aggiungi ¼ dei fiammiferi di carota in ogni ciotola.
p) Metti ¼ delle fette di avocado in ogni ciotola. Metti 1 cucchiaio di chicchi di mais sopra ogni ciotola.
q) Per servire, cospargere ¼ delle strisce di nori su ogni ciotola. Servire con sciroppo di soia zuccherato o salsa di soia.

90. Ciotola di sushi di avocado

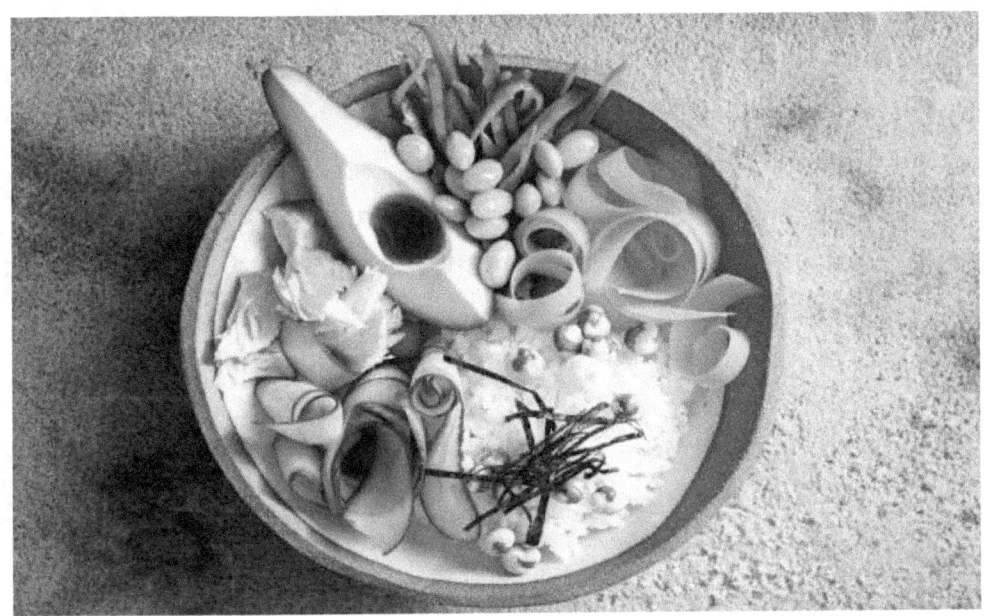

INGREDIENTI:
- 1 tazza e ½ di riso sushi tradizionale preparato
- ¼ di jicama piccola, sbucciata e tagliata a fiammiferi
- ½ peperoncino jalapeño, privato dei semi e tritato grossolanamente
- Succo di ½ lime
- 4 cucchiai di salsa di riso per sushi
- ¼ di avocado sbucciato, senza semi e tagliato a fettine sottili
- 2 rametti di coriandolo fresco, per guarnire

ISTRUZIONI:
a) Preparare il riso per sushi e il condimento per riso per sushi.
b) Mescolare i fiammiferi jicama, il jalapeño tritato, il succo di lime e il condimento per riso sushi in una piccola ciotola non metallica. Lasciamo che i sapori si amalgamino per almeno 10 minuti.
c) Scolare il liquido dal mix di jicama.
d) Bagnare la punta delle dita prima di aggiungere ¾ tazza di riso per sushi in ogni ciotola.
e) Appiattire delicatamente la superficie del riso.
f) Metti metà della jicama marinata sopra ogni ciotola.
g) Dividi le fette di avocado nelle 2 ciotole, disponendole ciascuna in uno schema attraente sopra il riso.
h) Per servire, guarnire ogni ciotola con un rametto di coriandolo fresco e salsa Ponzu.

CIOTOLE BUDDHA ARCOBALENO

91. Ciotole strapazzate di tofu con cavoletti di Bruxelles

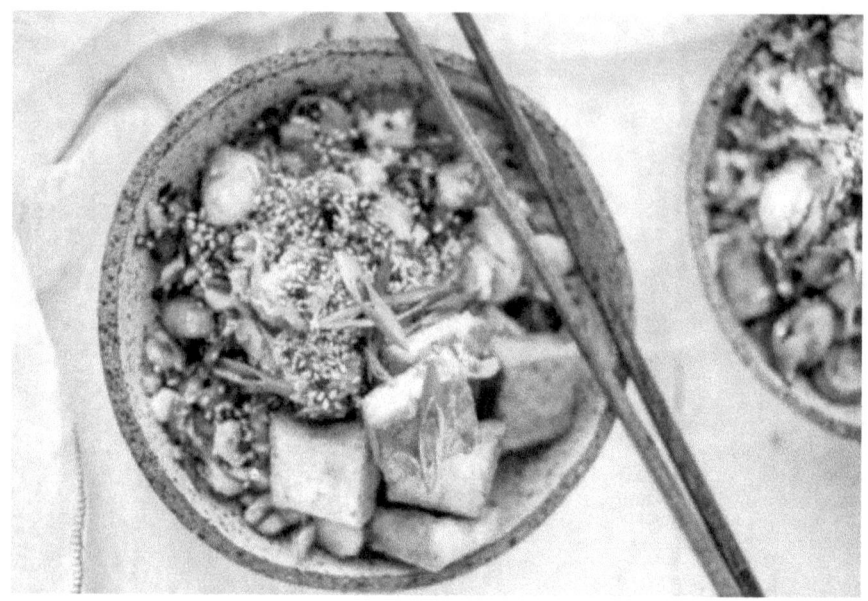

INGREDIENTI:

- 2 tazze (140 g) di cavolo toscano tritato finemente
- ½ libbra (224 g) di cavoletti di Bruxelles, tagliati e tritati
- 2 cucchiai e mezzo (37 ml) di avocado o olio extravergine di oliva, divisi
- Succo di ½ limone
- Sale kosher e pepe nero appena macinato
- 1 patata dolce grande, tagliata a spicchi
- ½ cucchiaino di paprika
- 14 once (392 g) di tofu extra-duro, pressato e scolato
- 3 scalogni, parti bianche e verdi, affettati sottili
- 2 cucchiai (6 g) di lievito alimentare
- 1 cucchiaino (2 g) di curcuma macinata
- ½ cucchiaino di aglio in polvere
- 2 avocado, sbucciati, snocciolati e tagliati a fettine sottili
- 1 ricetta Salsa Tahini Verde
- Semi di girasole

ISTRUZIONI

a) Preriscaldare il forno a 425°F (220°C o gas livello 7).
b) Aggiungi il cavolo riccio e i cavoletti di Bruxelles in una ciotola capiente. Ungere con ½ cucchiaio (7 ml) di olio e condire con il succo di limone e un pizzico di sale; accantonare.
c) Aggiungi gli spicchi di patate su una teglia cerchiata e condisci con 1 cucchiaio (15 ml) di olio, paprika, sale e pepe. Arrostire fino a quando saranno teneri e leggermente dorati, circa 20 minuti, mescolando una volta a metà cottura. Nel frattempo preparate il tofu.

d) Aggiungi il tofu in una ciotola media e rompilo in piccole cagliate con una forchetta o con le dita. Scaldare il rimanente cucchiaio (15 ml) di olio in una padella capiente a fuoco medio-alto. Aggiungere gli scalogni e farli rosolare fino a quando saranno morbidi e fragranti, circa 2 minuti. Aggiungere il tofu e far rosolare per 2 minuti. Aggiungere il lievito alimentare, la curcuma, l'aglio in polvere, il sale e il pepe e mescolare fino a ottenere un composto ben amalgamato. Continuare la cottura fino a quando il tofu non sarà riscaldato e leggermente dorato, da 4 a 5 minuti in più.
e) Per servire, dividere il cavolo riccio e i cavoletti di Bruxelles nelle ciotole. Completare con patate dolci arrostite, tofu strapazzato e avocado, quindi condire con salsa Tahini verde e cospargere con semi di girasole.

92. Ciotole nizzarde di lenticchie e salmone affumicato

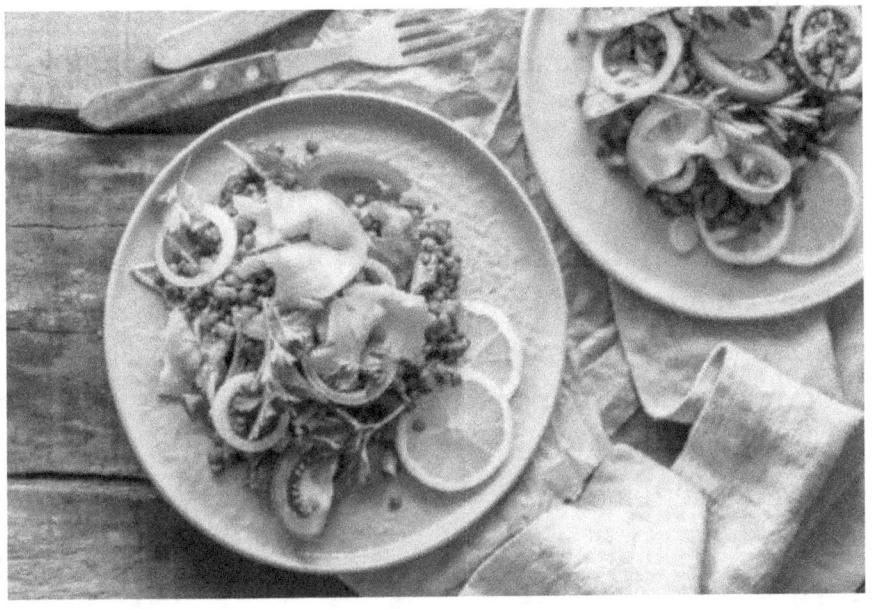

INGREDIENTI:
- ¾ tazza (144 g) di lenticchie francesi
- Sale kosher e pepe nero appena macinato
- 8 patate novelle, dimezzate nel senso della lunghezza
- 2 cucchiai (30 ml) di avocado o olio extravergine di oliva, divisi
- 1 scalogno, tagliato a dadini
- 6 once (168 g) di fagiolini, tagliati
- 2 tazze confezionate (40 g) di rucola
- 1 tazza (150 g) di pomodorini, tagliati a metà
- 8 ravanelli, tagliati in quarti
- 1 finocchio, mondato e affettato sottilmente
- 4 uova sode, dimezzate
- 4 once (115 g) di salmone affumicato tagliato a fette sottili
- 1 ricetta Vinaigrette al vino bianco e limone

ISTRUZIONI

a) Preriscaldare il forno a 425°F (220°C o gas livello 7).

b) Aggiungere le lenticchie e un pizzico abbondante di sale in una padella media e coprire con acqua per almeno 5 cm. Portare a ebollizione, quindi ridurre la fiamma al minimo e cuocere a fuoco lento finché saranno teneri, circa 25 minuti. Scaricare l'acqua in eccesso.

c) Condisci le patate con 1 cucchiaio (15 ml) di olio, sale e pepe. Disporre in un unico strato su una teglia cerchiata. Arrostire fino a quando saranno teneri e leggermente dorati, circa 20 minuti. Accantonare.

d) Nel frattempo, scalda il rimanente cucchiaio (15 ml) di olio in una padella a fuoco medio. Soffriggere lo scalogno fino a renderlo morbido, circa 3 minuti.

Aggiungere i fagiolini e condire con sale e pepe. Cuocere, mescolando di tanto in tanto, fino a quando saranno teneri, circa 5 minuti.

e) Per servire, dividere le lenticchie e la rucola nelle ciotole. Completare con patate croccanti, fagiolini, pomodori, ravanello, finocchio, uovo e salmone affumicato. Condire con vinaigrette al vino bianco e limone.

93. Ciotole di salmone affumicato e noodle Soba

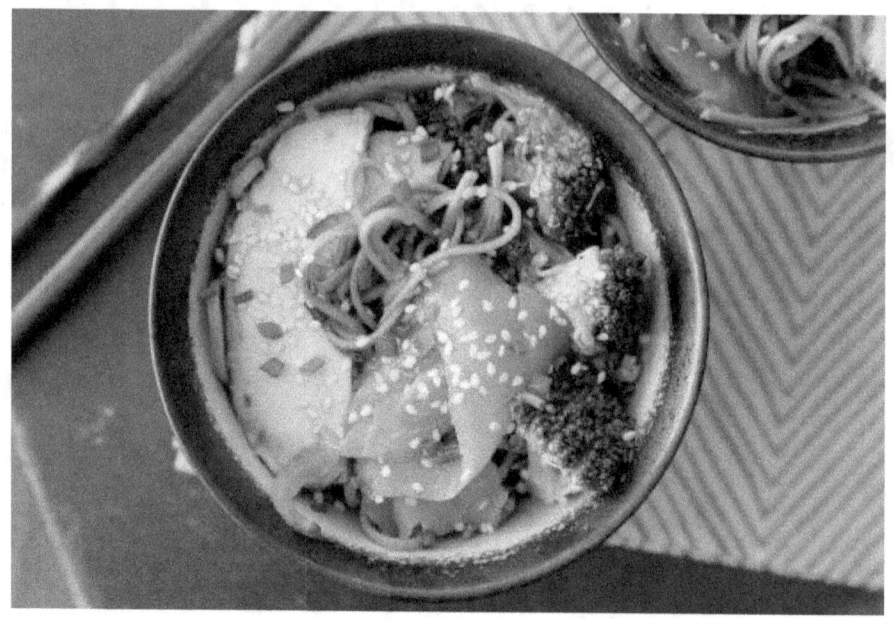

INGREDIENTI:

- 4 cucchiai (60 ml) di tamari
- 1 cucchiaio (15 ml) di aceto di riso
- 1 cucchiaio (6 g) di zenzero fresco grattugiato
- 1 cucchiaino (5 ml) di olio di sesamo tostato
- ½ cucchiaino di miele
- 6 once (168 g) di soba di grano saraceno secco
- tagliatelle
- 1 tazza (120 g) di edamame sgusciato
- 4 once (115 g) di salmone affumicato tagliato a fette sottili
- 1 cetriolo medio senza semi, sbucciato e tagliato a julienne
- 1 avocado sbucciato, snocciolato e tagliato a fettine sottili
- Nori triturato
- peperoncino in pezzi

ISTRUZIONI

a) Sbattere insieme il tamari, l'aceto di riso, lo zenzero, l'olio di sesamo e il miele in una piccola ciotola; accantonare.
b) Portare a ebollizione una grande pentola di acqua salata. Cuocere i noodles di soba secondo le istruzioni sulla confezione. Scolare le tagliatelle e sciacquarle abbondantemente con acqua fredda. Mescola ancora una volta la salsa e condisci le tagliatelle con 1 cucchiaio (15 ml) di salsa.
c) Per servire, dividere i noodles di soba nelle ciotole. Completare con edamame, salmone affumicato, cetriolo

e avocado. Condire con salsa e cospargere con nori e scaglie di peperoncino.

94. Ciotole marocchine di salmone e miglio

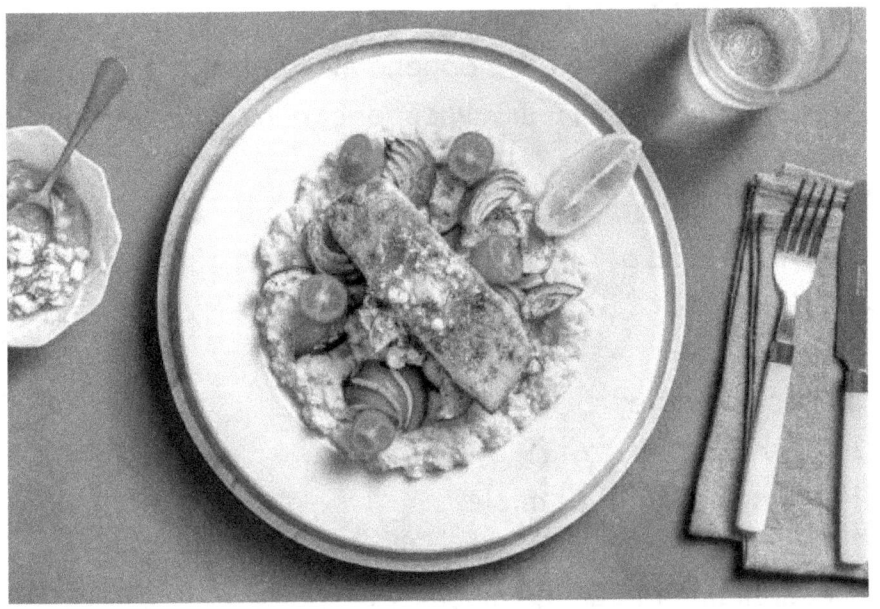

INGREDIENTI:

- ¾ di tazza (130 g) di miglio
- 2 tazze (470 ml) di acqua
- Sale kosher e pepe nero appena macinato
- 3 cucchiai (45 ml) di avocado o olio extravergine di oliva, divisi
- ½ tazza (75 g) di ribes essiccato
- ¼ di tazza (12 g) di menta fresca tritata finemente
- ¼ di tazza (12 g) di prezzemolo fresco tritato finemente
- 3 carote medie
- 1 cucchiaio e mezzo (9 g) di harissa
- 1 cucchiaino (6 g) di miele
- 1 spicchio d'aglio, tritato
- ½ cucchiaino di cumino macinato
- ½ cucchiaino di cannella in polvere
- 4 filetti di salmone (da 4 a 6 once, da 115 a 168 g).
- ½ cetriolo inglese medio, tritato
- 2 tazze confezionate (40 g) di rucola
- 1 ricetta Salsa Yogurt Alla Menta

ISTRUZIONI

a) Preriscaldare il forno a 425°F (220°C o gas livello 7).

b) Aggiungi il miglio in una casseruola grande e asciutta e tostalo a fuoco medio fino a doratura, da 4 a 5 minuti. Aggiungere l'acqua e un pizzico abbondante di sale. L'acqua scoppierà ma si sistemerà rapidamente. Portare ad ebollizione. Ridurre il fuoco al minimo, aggiungere 1 cucchiaio (15 ml) di olio, coprire e cuocere a fuoco lento fino a quando la maggior parte dell'acqua non viene assorbita, da 15 a 20 minuti. Togliere dal fuoco e cuocere a vapore nella pentola per 5 minuti. Una volta raffreddato, aggiungete il ribes, la menta e il prezzemolo.

c) Nel frattempo sbucciate e tagliate le carote a rondelle spesse circa ½ pollice (1,3 cm). Sbatti insieme 1 cucchiaio e mezzo (23 ml) di olio, harissa, miele, aglio, sale e pepe in una ciotola media. Aggiungi le carote e mescola per unire. Distribuire in uno strato uniforme su un lato di una teglia cerchiata rivestita di pergamena. Arrostire le carote per 12 minuti.

d) Sbatti insieme il restante ½ cucchiaio (7 ml) di olio, il cumino, la cannella e ½ cucchiaino di sale in una piccola ciotola. Spennellare i filetti di salmone. Togliere la teglia dal forno. Capovolgi le carote e poi disponi il salmone sull'altro lato. Arrostire fino a quando il salmone sarà cotto e si sfalderà facilmente, da 8 a 12 minuti a seconda dello spessore.

e) Per servire, dividete il miglio alle erbe nelle ciotole. Completare con un filetto di salmone, carote arrostite, cetriolo e rucola e condire con salsa allo yogurt alla menta.

95. Ciotole di curry tailandesi al cocco

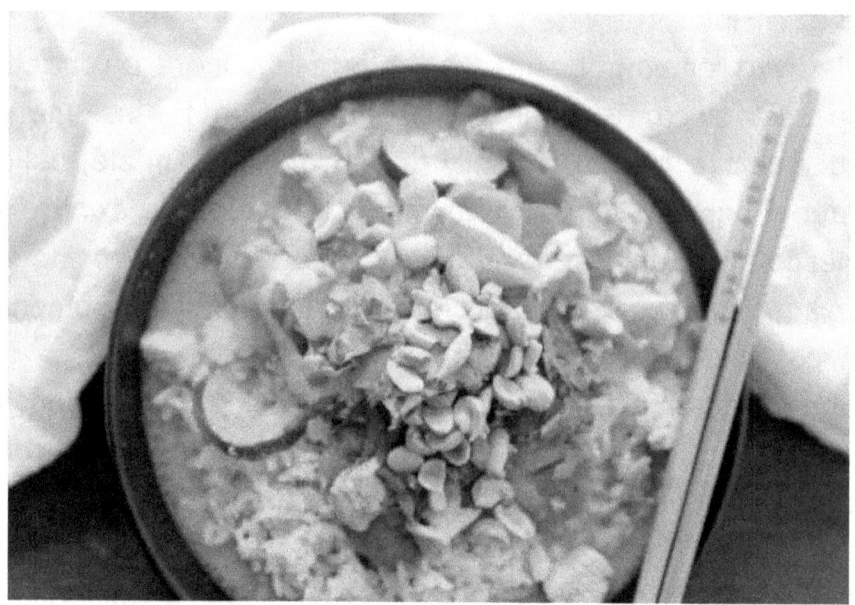

INGREDIENTI:

- 1 cucchiaio (14 g) di olio di cocco
- 3 spicchi d'aglio, tritati
- 1 cucchiaio e mezzo (9 g) di zenzero fresco tritato finemente
- 2 cucchiai (30 g) di pasta di curry rosso tailandese
- 1 lattina (14 once o 392 g) di latte di cocco non zuccherato
- 1 tazza e ½ (355 ml) di brodo vegetale
- 1 lime, sbucciato e tagliato a spicchi
- Sale kosher e pepe nero appena macinato
- 14 once (392 g) di tofu extra-duro, pressato, scolato e tagliato a cubetti
- 8 once (225 g) di fagiolini, tagliati
- 2 cucchiaini (10 ml) di tamari
- 1 testa di broccoli, tagliata a cimette
- 16 once (455 g) di tagliatelle di zucchine
- 1 tazza (70 g) di cavolo rosso tritato
- Arachidi tostate non salate, tritate
- Coriandolo fresco tritato

ISTRUZIONI

a) Scaldare l'olio in una casseruola media a fuoco medio. Aggiungere l'aglio e lo zenzero, mescolare per ricoprire e cuocere fino a quando non diventa fragrante, circa 30 secondi. Incorporare la pasta di curry e cuocere per 1 minuto in più. Incorporare il latte di cocco, il brodo e la scorza di lime e condire con sale e pepe. Portare a ebollizione, quindi ridurre la fiamma al minimo e cuocere a fuoco lento per 15 minuti. Aggiungere il tofu e i fagiolini e cuocere a fuoco lento per altri 5 minuti.

Togliere dal fuoco, aggiungere il tamari e condire a piacere.
b) Nel frattempo cuocere a vapore i broccoli.
c) Per servire, dividere le tagliatelle di zucchine nelle ciotole. Completare con tofu e fagiolini, broccoli e cavoli. Versare sopra la salsa al curry, cospargere con arachidi e coriandolo e aggiungere una spruzzata di succo di lime.

96. Ciotole di sushi vegetariane

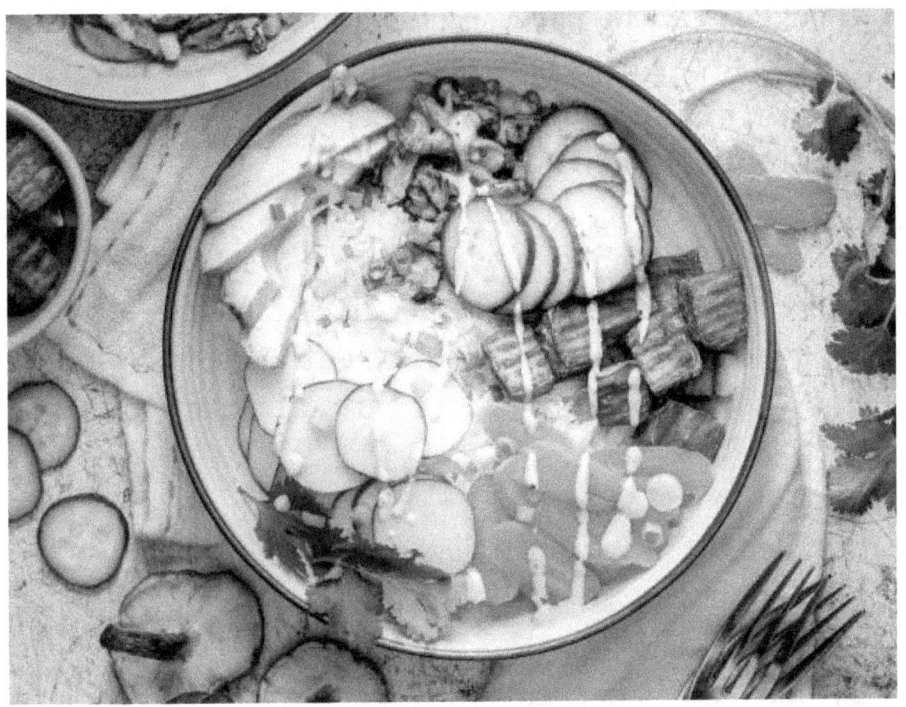

INGREDIENTI:

- 1 tazza (165 g) di riso integrale
- 2 tazze (470 ml) più 2 cucchiai (30 ml) di acqua, divisi
- Sale kosher e pepe nero appena macinato
- 14 once (392 g) di tofu extra-duro, pressato e scolato
- ¼ di tazza (60 ml) di salsa di soia
- 2 cucchiai (30 ml) di aceto di riso
- 1 cucchiaino (6 g) di miele 2 spicchi d'aglio tritati
- 2 carote medie, sbucciate e tagliate a nastri
- ½ cetriolo senza semi, tagliato a fettine sottili
- 2 avocado, sbucciati, snocciolati e tagliati a fettine sottili
- affettato
- 2 scalogni, affettati sottilmente
- Nori triturato
- semi di sesamo
- 1 ricetta Salsa di miso e zenzero

ISTRUZIONI

a) Preriscaldare il forno a 200°C (o gas livello 6).
b) Aggiungi il riso, 2 tazze (470 ml) di acqua e un pizzico abbondante di sale in una casseruola media e porta a ebollizione. Ridurre il fuoco al minimo, coprire e cuocere fino a quando il riso sarà tenero, da 40 a 45 minuti. Togliere dal fuoco e cuocere a vapore il riso con il coperchio per 10 minuti.
c) Nel frattempo tagliate il tofu a triangoli. Sbatti insieme la salsa di soia, l'aceto di riso, i restanti 2 cucchiai (30 ml) di acqua, il miele e l'aglio in un contenitore poco profondo. Aggiungere il tofu,

mescolare delicatamente per unire e marinare per almeno 10 minuti.
d) Disporre il tofu in un unico strato su una teglia cerchiata ed eliminare la marinata rimanente. Cuocere fino a quando il fondo del tofu sarà leggermente dorato, circa 12 minuti. Girare il tofu e cuocere per altri 12 minuti.
e) Per servire, dividere il riso tra le ciotole. Completare con tofu, carota, cetriolo e avocado. Guarnire con scalogno, nori e semi di sesamo e condire con salsa di miso e zenzero.

97. Power Bowls per Falafel di cavolfiore

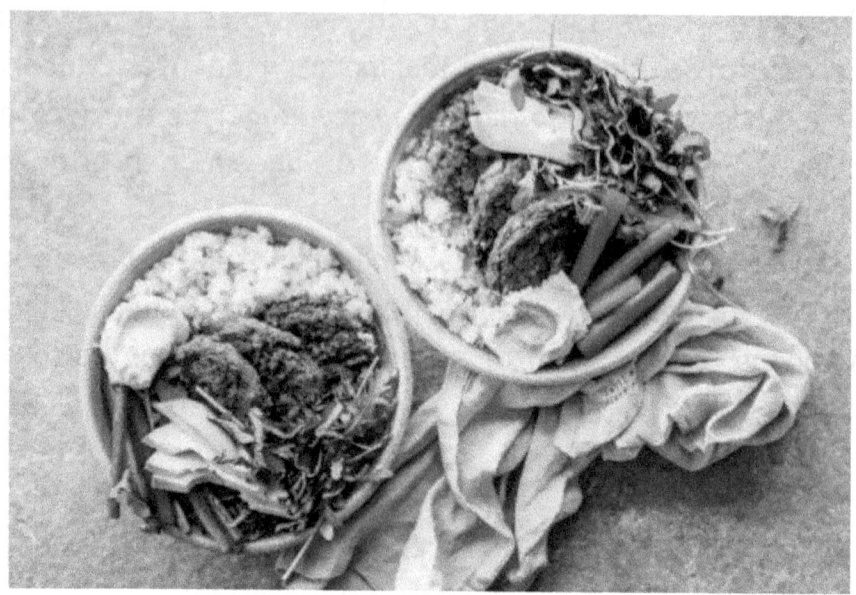

INGREDIENTI:

- 3 tazze o 2 lattine (15 once o 420 g) di ceci, scolati e sciacquati
- 1 cipolla rossa piccola, tritata grossolanamente
- 2 spicchi d'aglio
- 2 cucchiai (30 ml) di succo di limone appena spremuto
- ½ tazza (24 g) di foglie di prezzemolo fresco confezionate
- ½ tazza (8 g) di foglie di coriandolo fresco confezionate
- 2 cucchiaini (4 g) di cumino macinato
- 1 cucchiaino (2 g) di coriandolo macinato
- ¹/₈ cucchiaino di pepe di cayenna
- Sale kosher e pepe nero appena macinato
- 3 cucchiai (24 g) di farina multiuso
- 1 cucchiaino (5 g) di lievito in polvere
- 1 cucchiaio (15 ml) di avocado o olio extravergine di oliva
- 16 once (455 g) di cavolfiore risotto
- 2 cucchiaini (4 g) di za'atar
- 2 tazze confezionate (40 g) di rucola
- 1 peperone rosso medio, senza torsolo e tritato
- 2 avocado, sbucciati, snocciolati e tagliati a dadini
- Cavolo rosso o crauti di barbabietola
- hummus

ISTRUZIONI

a) Se usi i fagioli secchi, aggiungi i ceci in una ciotola media e copri con acqua per almeno 2,5 cm. Lasciarli riposare, scoperti, a temperatura ambiente per 24 ore.

b) Preriscaldare il forno a 190°C (o gas livello 5).

c) Aggiungi i ceci sgocciolati, la cipolla, l'aglio, il succo di limone, il prezzemolo, il coriandolo, il cumino, il coriandolo, il pepe di Caienna, 1 cucchiaino (6 g) di sale e $\frac{1}{4}$ di cucchiaino di pepe nella ciotola di un robot da cucina. Frullare circa 10 volte fino a quando i ceci saranno tritati. Raschiare i lati della ciotola, aggiungere la farina e il lievito e frullare fino a quando il composto sarà ben amalgamato.

d) Prelevate circa 2 cucchiai del composto e formate una palla nel palmo delle mani. Trasferiscilo su una teglia leggermente unta e con l'aiuto di una spatola appiattiscilo fino a formare un disco spesso $\frac{1}{2}$ pollice (1,3 cm). Ripetere l'operazione con il resto del composto.

e) Cuocere i falafel fino a quando saranno cotti e teneri, da 25 a 30 minuti, girandoli una volta a metà cottura.

f) Scaldare l'olio in una padella capiente a fuoco medio. Aggiungere il cavolfiore risotto, lo za'atar, il sale e il pepe e mescolare per unire. Cuocere, mescolando di tanto in tanto, fino a quando il cavolfiore sarà leggermente ammorbidito, circa 3 minuti.

g) Per servire, dividere il riso al cavolfiore e la rucola nelle ciotole. Completare con polpette di falafel, peperoni, avocado, crauti e una pallina di hummus.

98. Ciotole di fagioli neri e chorizo

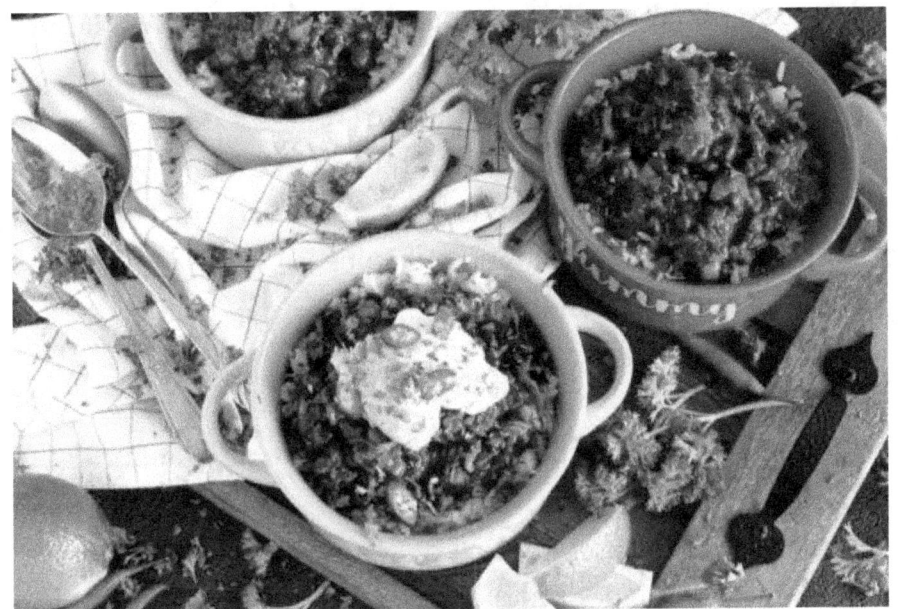

INGREDIENTI:

- 3 tazze (90 g) di spinaci novelli
- 2 cucchiai (30 ml) di avocado o olio extravergine di oliva, divisi
- 8 once (225 g) di cavolfiore risotto
- Sale kosher e pepe nero appena macinato
- ¼ di tazza (4 g) di coriandolo fresco tritato finemente, più una quantità extra per guarnire
- 8 once (225 g) di chorizo messicano o
- soyrizo, involucri rimossi
- 4 uova grandi
- 1 tazza (200 g) di fagioli neri, scolati e sciacquati
- salsa
- ½ tazza (120 ml) di salsa di avocado
- Dividere gli spinaci nelle ciotole.

ISTRUZIONI

a) Scaldare 1 cucchiaio (15 ml) di olio in una padella larga a fuoco medio. Aggiungere il cavolfiore risotto e condire con sale e pepe. Cuocere, mescolando di tanto in tanto, finché il cavolfiore non sarà riscaldato e leggermente ammorbidito, circa 3 minuti. Togliere dal fuoco e aggiungere il coriandolo. Dividere tra le ciotole. Pulisci la padella.

b) Scaldare il rimanente cucchiaio (15 ml) di olio nella stessa padella a fuoco medio. Aggiungi il chorizo. Cuocere, spezzettando la carne con un cucchiaio di legno, fino a cottura ultimata e ben rosolata, da 6 a 8 minuti. Usa una schiumarola per trasferire il chorizo su un piatto rivestito di carta assorbente.

c) Ridurre il fuoco al minimo e friggere le uova nella stessa padella.
d) Per servire, guarnire le ciotole con chorizo, uovo, fagioli neri e salsa.
e) Condire con salsa di avocado e cospargere con coriandolo extra.

99. Ciotole per la colazione congee a cottura lenta

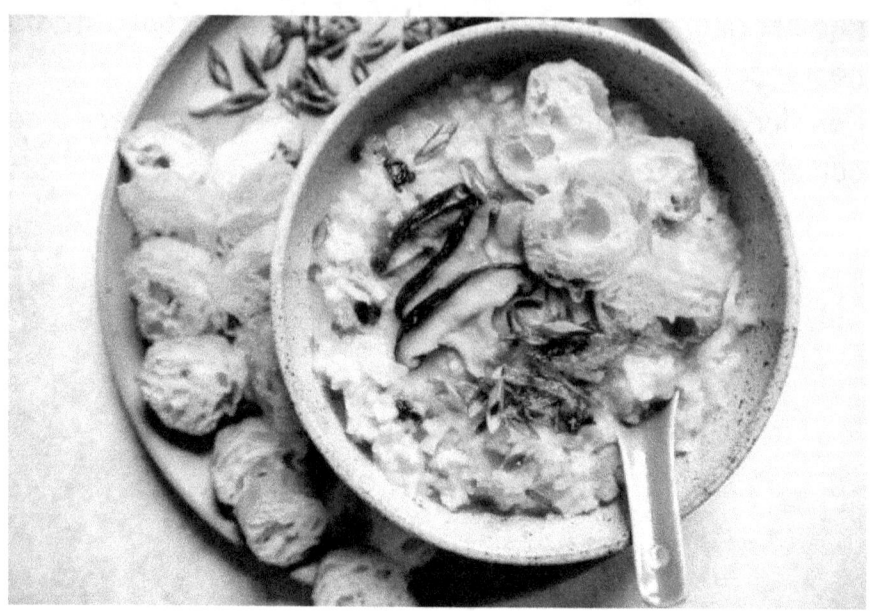

INGREDIENTI:
- ¾ tazza (125 g) di riso al gelsomino
- 4 tazze (940 ml) di acqua
- 3 tazze (705 ml) di brodo vegetale o di pollo
- Un pezzo di zenzero fresco da 2,5 cm, sbucciato e tagliato a fettine sottili
- Sale kosher e pepe nero appena macinato
- 3 cucchiai (45 ml) di avocado o olio extravergine di oliva, divisi
- 6 once (168 g) di funghi, preferibilmente cremini o shiitake, affettati
- 6 tazze (180 g) di spinaci novelli
- 4 uova grandi
- kimchi
- Scalogno, affettato sottilmente

ISTRUZIONI

a) Aggiungi il riso, l'acqua, il brodo, lo zenzero e 1 cucchiaino (6 g) di sale in una pentola a cottura lenta da 3,2 litri o più e mescola. Coprire, impostare al minimo e cuocere finché il riso non sarà scomposto e cremoso, circa 8 ore.

b) Rimuovere ed eliminare lo zenzero. Mescolare, raschiando i lati e il fondo della pentola a cottura lenta. Dividi il congee nelle ciotole.

c) Scaldare 1 cucchiaio (15 ml) di olio in una padella capiente a fuoco medio-alto. Aggiungere i funghi, condire con sale e pepe e rosolare finché saranno teneri, circa 5 minuti. Versare il congee.

d) Scaldare 1 cucchiaio (15 ml) di olio nella stessa padella a fuoco medio. Aggiungere gli spinaci e cuocere,

mescolando di tanto in tanto, fino ad appassire, circa 2 minuti. Dividere gli spinaci nelle ciotole.
e) Scalda il rimanente cucchiaio (15 ml) di olio nella stessa padella e friggi le uova.
f) Aggiungi le uova alle ciotole di congee e guarnisci con kimchi e scalogno.

100. Ciotole per la colazione con grano saraceno e fagioli neri

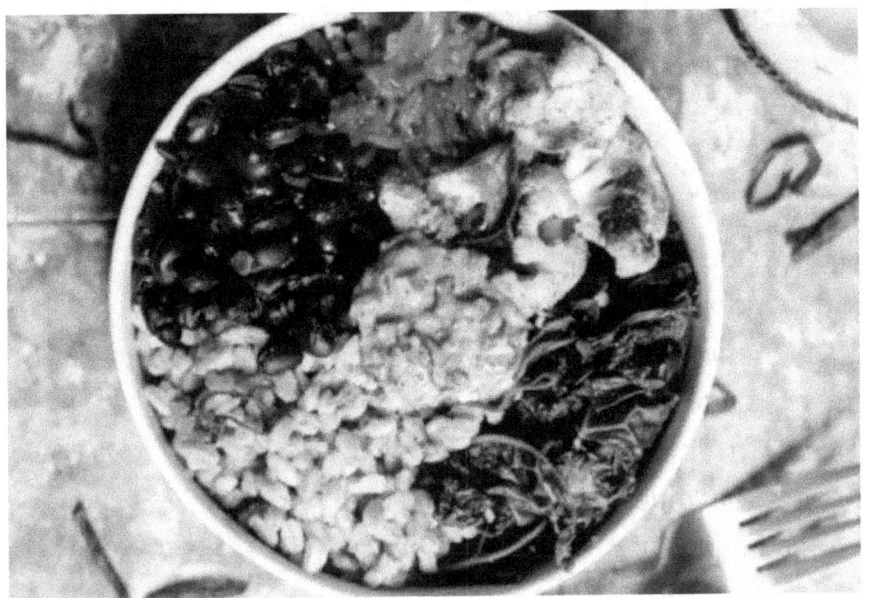

INGREDIENTI:

- ¾ tazza (125 g) di grano saraceno kasha
- 1¹/₃ tazze (315 ml) di acqua
- ½ cucchiaio (7 g) di burro non salato
- Sale kosher e pepe nero appena macinato
- 4 tazze (520 g) di cavolo riccio al vapore
- 1 tazza e ½ (300 g) o 1 lattina (420 g) di fagioli neri, scolati e sciacquati
- 4 uova sode
- 2 avocado, sbucciati, snocciolati e schiacciati
- 1 ravanello di anguria, tagliato a fettine sottili
- Feta sbriciolata
- 1 ricetta Salsa di miso e zenzero
- semi di sesamo
- Peperoncino di Aleppo

ISTRUZIONI

a) Unisci il grano saraceno, l'acqua, il burro e un generoso pizzico di sale in una casseruola media. Portare a ebollizione, quindi ridurre la fiamma al minimo, coprire e cuocere a fuoco lento finché sono teneri, da 15 a 20 minuti.

b) Per servire, dividere il grano saraceno nelle ciotole. Completare con il cavolo riccio al vapore, i fagioli, l'uovo sodo affettato, l'avocado, il ravanello e la feta. Condire con salsa di miso e zenzero e cospargere con semi di sesamo e pepe di Aleppo.

CONCLUSIONE

Mentre concludiamo il nostro viaggio attraverso "Le ciotole arcobaleno della gioia", spero che la tua cucina sia diventata un paradiso di colore, sapore e nutrimento. Questo libro di cucina non è solo una raccolta di ricette; è una celebrazione della gioia che deriva dall'assaporare pasti sani e deliziosi che contribuiscono a renderti più sano e vivace.

Grazie per esserti unito a me in questa esplorazione di sapori, colori e della gioia che deriva dal nutrire il tuo corpo. Possano queste ciotole diventare un punto fermo nel tuo repertorio culinario, portando non solo nutrimento ma anche un senso di piacere ai tuoi pasti quotidiani.

Mentre assapori gli ultimi cucchiai di queste ciotole, potresti ricordarti che la gioia può essere trovata in ogni boccone e che il benessere è un viaggio che inizia con le scelte che facciamo nelle nostre cucine. Brindiamo alla gioia di nutrire il tuo corpo, una ciotola colorata alla volta. Mangiare sano e felice!

www.ingramcontent.com/pod-product-compliance
Lightning Source LLC
Chambersburg PA
CBHW071320110526
44591CB00010B/963